JN154911

MINDFULNESS

マインドフルネス 怒りが消える瞑想法

吉田昌生
Masao Yoshida

青春出版社

怒りは決して「悪い感情」ではありません

怒らなくてはいけないこともあります

「怒ると損(そん)」と百も承知でも
自然に湧(わ)いてくる怒りもあります

しかし、長く続くと
幸せを遠ざけかねません

かといって
無理に抑(おさ)え込もうとしても
かえって囚(とら)われてしまいます

なかには
怒りのエネルギーを生かして頑張る人もいますが
瞬発力は出ても
長くは続きにくいものです

では
どうすればいいのでしょうか
一緒に考えていきましょう

はじめに　短時間の瞑想を習慣にすると、怒りに囚われない毎日がすごせます

最近、イライラしたこと、ムカッときたことはありましたか？

「なに考えてるんだろう、あの人」

「怒るだけムダ。水に流そう」

と、いったんは思ったとしても、しばらくすると、

「やっぱり許せない。どう考えてもありえない」

「甘く見られてる。仕返ししなきゃ気がすまない！」

と、ムカムカがぶり返す。ご経験がおありではないでしょうか。怒りは実にしつこいのです。

和を重んじる日本では、当然の怒りであっても、怒ると「キレやすい人」「協調性のない人」「ネガティブな人」というレッテルを貼(は)られてしまうこともあるでしょう。

明らかにマナー違反をしている同僚に注意をしたら、「コワい人」というイメージになってしまった――こんなことがあったら、誰だって、理不尽さにますますイライラが募(つの)ってしまうでしょう。


では、怒りが湧いてきたとき、どうすればいいのでしょうか。

「怒らないようにしよう」

「怒らない人になろう」

そう考えることでうまくいくでしょうか？

残念ですが、うまくいきませんよね。感情を否定して無理やりポジティブに持っていこうとしても、無理があります。


そこで、怒りに巻き込まれなくなる方法、怒りを受け流す方法として紹介したいのが「マインドフルネス」です。

「マインドフルネス」とは「気づき」、「自覚」、「無意識の意識化」のこと。

ふだんの私たちは、無意識のうちに思考し、無意識のうちに湧いてきた感情に反応しています。この無意識の自動操縦(そうじゅう)状態のことを「マインドレスネスな状態」と言います。

この状態のとき、私たちは反応的になります。本当は怒りたくないのに怒ってしまったり、イライラするようなことを、くり返し考え続けたりしがちになります。

反対に、自分の怒りにリアルタイムに気づいて、自覚できていれば、激しい怒りに巻き込まれないですみます。反射的に荒々しい言動をとるのではなく、言葉や行動を意識的に選択することができるのです。

この「気づき」を養うための脳と心のトレーニングが、本書でご紹介する「マインドフルネス瞑想」です。


マインドフルネス瞑想では、主に呼吸や体の感覚を観察していきます。

なぜ呼吸や体を観察することで、衝動的な怒りに巻き込まれなくなるのでしょうか?

それは、私たちの感情と、呼吸と体の感覚はつながっているからです。

ムカムカすることを「頭にくる」と言いますね。怒りを感じると「頭」に気が上がって、呼吸が浅くなります。他にも、
言いたいことが言えないとき、「喉(のど)」がつまった感じになります。

やりたくないことを無理して続けていると、「胃」が痛くなります。

失恋すると、「胸」に穴が空いた感じがします。

心は目に見えませんが、感情は体の感覚として現れます。私たちの感情と、体の感覚や生理反応を切り離すことはできません。だから、呼吸や体の感覚に気づく練習をして、体の感覚に鋭敏になると、感情に気づきやすくなるのです。


マインドフルネスという言葉、最近ではしばしば耳にするようになりました。もしかしたら、グーグルやインテル、マッキンゼー・アンド・カンパニーといった有名企業が社員教育に取り入れているということで知った方もいるかもしれません。

なぜこうした先進企業がこぞって取り入れているのかと言えば、この10年〜20年の間で、瞑想の効果が科学的に検証されるようになったからです。瞑想を実践することで集中力が高まり、感情調整能力（ＥＱ）が向上し、チームワークも良くなることが、さまざまな研究結果から裏付けられています。

またマインドフルネス瞑想を続けることで、脳内の、恐れを感じる扁桃体（へんとうたい）が小さくなり、恐れや不安、イライラを感じにくい脳の構造に変わっていくということも、明らかになってきました。

私自身も、もともとは怒りっぽい性格で、怒りが態度にも現れやすかったのですが、マインドフルネスに出会って実践したことで、生まれ変わることができました。

以前の自分だったら、間違いなく怒っていたような場面でも感情的にならずに、冷静に対処できるようになりました。

ささやかな幸せにも気づけるようになりました。

これは特別なスキルではありません。筋トレを習慣にすれば筋肉が発達するのと同じで、瞑想を習慣化することで、脳の構造が変わるのです。

本書でご紹介したマインドフルネスを実践すれば、誰でもその恩恵を得ることができます（なお、マインドフルネスの基本である瞑想の実践から始めたい方は、3章から読んでくださってもかまいません）。

以前の私と同じように、「できれば怒らずに暮らしたい」と思っている方が、この本を読んで少しでも楽に、穏やかに暮らせるようになればと願っています。

マインドフルネス　怒りが消える瞑想法　*Contents*

Chapter 1

「怒らない人になろう」としていませんか？

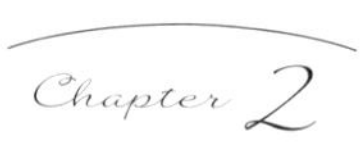

ムリなくラクになれるマインドフルネスとは

Chapter 3

自分も他人も受け容れられる マインドフルネス瞑想の実践

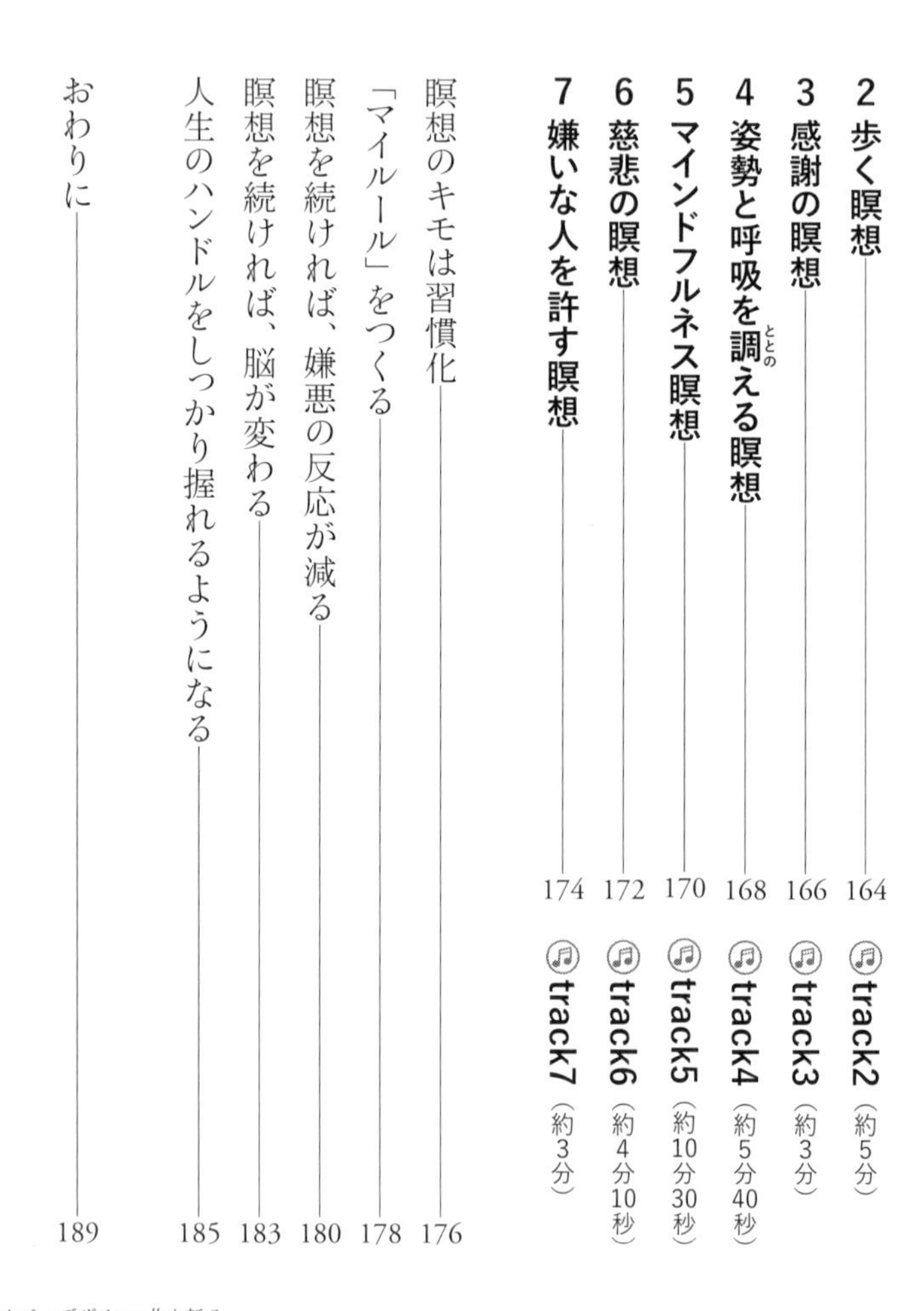

カバーデザイン：井上新八
カバー写真：© DETLEV VAN RAVENSWAAY/SCIENCE PHOTO LIBRARY /amanaimages
本文デザイン：大下賢一郎 ／イラスト：池田須香子

本書のための「瞑想音源」を聴きながら瞑想をしてみましょう

瞑想というと「むずかしそう」と思う方もいるかもしれませんが、決して敷居の高いものではありません。

この本では、

- **仕事や家事の合間に**
- **歩きながら**

など、忙しい毎日の中でもムリなくできる瞑想メニューをご紹介しています。

どのメニュー（track）から行ってもOKです。ぜひ瞑想を生活に取り入れてみてください。

track1　感情を観る瞑想（自己受容）（約2分40秒）
track2　歩く瞑想（約5分）
track3　感謝の瞑想（約3分）
track4　姿勢と呼吸を調（ととの）える瞑想（約5分40秒）
track5　マインドフルネス瞑想（約10分30秒）
track6　慈悲の瞑想（約4分10秒）
track7　嫌いな人を許す瞑想（約3分）

作曲：石塚麻実、高橋 全／ナレーション：児玉美保

音声データは、下記よりダウンロードできます。

マサオ式マインドフルネス瞑想 オフィシャルサイト
http://www.masao-mindfulness.com/specialpresent

Chapter 1

「怒らない人になろう」としていませんか？

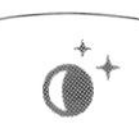

「怒らない人」になりたいのに、怒らずにいられない…

好きで怒っているわけではない。でも、些細(ささい)なことでついイライラしてしまう。

怒ってもしょうがないとわかってはいるけれど、怒らずにはいられない。

どうもあの人に言われると、カチンとくる。怒りのスイッチが入ってしまう。

感情的にならないようにしようと思っているのに、ついつい声を荒げてしまう。

こうしたことは、誰にだってあると思います。

そして、怒った後で、「また、やってしまった」、「言うんじゃなかった」などと、後味の悪い思いをするのではないでしょうか。

あるいは、怒るべき十分な理由があったにもかかわらず、周りの人に「あの人、すぐ感情的になるよね」「顔が怖い」などと噂された……といったこともあるかもしれません。


誰しも「怒り」とは無縁の生活をしたいものです。

でも、怒りは勝手に湧いてくるものだし、怒りの種は日々そこらじゅうに落ちている。だから、「怒らずにはいられない！」と思っているかもしれません。私を怒らせる人がいる、怒らせる環境がある……と。

私も、もともと短気で怒りっぽい性格なので、その気持ちはよくわかります。相手の態度にイラついて怒鳴り、それでも収まらずに物に当たって大切なものを壊してしまったこともありますし、パートナーと揉めて取っ組み合いのケンカになったことも、仕事中にお客さんと言い争いになったこともありました。

ただ、

「怒らずにはいられない」

「相手が自分を怒らせる」

と思っている限り、怒りはなくなりません。

まずは、怒りとはどういうものなのか、みていきましょう。

あなたはどんなときに怒りを感じますか？

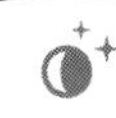

怒りは悪い感情ではない

この本を気になって手に取ってくださったということは、おそらく「『怒り＝悪』だから、手放したい」と切実に思っているのではないでしょうか。

まずお伝えしたいのは、怒りは決して悪い感情ではないということです。「怒ることは悪いこと」と考えると、適切に怒ることもできなくなってしまいます。

そもそも感情とは何かと言えば、目の前の状況が自分にとってどんな意味をもたらすのかを教えてくれるメッセージです。

温度の高いものを触ったら「熱い」と感じます。

薄暗い道を歩いていると「怖い」と感じます。

やけどをしないように、危険な場所に行かないように、自分で自分を守っているわけです。

怒りも、自分の大事なものを傷つけられないように、ときには自分の命を守るために湧いてくる感情なので、一概に「悪いもの」とは言えません。

いつもいつもがまんを続けている人にとっては、しっかり怒ることがテーマになるときもあると思います。

でも、いつも怒ってばかりいる人、怒ることが癖（くせ）になっている人は、そのままでは生きづらいでしょう。その場合は怒りをコントロールすることがテーマになります。

弦楽器も、弦がピンと張りすぎていたら緩（ゆる）める必要がありますが、緩んでいたら締（し）めることが必要ですよね。それと同じです。

今あなたがどんな状況にあるのか、どんな心理状態なのかによって、「怒りにどう対処すべきか」は変わります。だから、くり返しになりますが、怒るのが悪いことだとは一概には言えないのです。

ときにはしっかり怒ることが必要な場面も

自分自身が損をする

怒ることは決して悪いことではありません。

ただ、悪いことではないけれど、怒ることでいちばん損をするのは自分自身です。

怒りは自律神経を乱します。

自律神経には2種類あり、リラックスするときに働くのが副交感神経、緊張したり興奮したりするときに働くのが交感神経です。自律神経のバランスの乱れは、「頭痛」「便秘」「腹痛」「不眠」「免疫力の低下」はじめ、心身のさまざまな不調を引き起こします。


心と体の健康を保つ上では、この二つのバランスが大切なのですが、いつもイライラしていると、交感神経ばかりが働くことになります。

交感神経は、心拍数を増やし、血圧を上げ、血管をギュッと収縮させて血行を悪くします。また、怒って興奮して血中のアドレナリンが増えると、アドレナリンには血小板の働きを強める作用があるため、血液が固まりやすくなります。血液がドロドロになり、さらに血行が悪くなります。

このような生理反応の変化によって、怒りっぽい人は心筋梗塞のリスクが5倍高くなる、怒りの感情は心臓発作を起こすリスクを8・5倍高めるという研究結果も出ています。

ハーバード大学のエルマ・ゲイツ博士が発表した実験結果を紹介しましょう。人間が吐きだす息を冷却するとできる沈殿物は、心の状態によって色が変わるそうです。

・健全な精神状態のときに吐く息の沈殿物は　無色
・怒っているときに吐く息の沈殿物は　栗色
・悲しんでいるときに吐く息の沈殿物は　灰色
・後悔しているときに吐く息の沈殿物は　淡紅色

つまり人間の心の状態によって、吐く息の成分が変わるのです。

さらに衝撃的なことに、人間が怒っているときの息の沈殿物（栗色）を水に溶かしてネズミに注射すると、わずか数分でネズミが死亡したそうです。

怒りの感情は自分の健康を害するだけではありません。外側にも溢(あふ)れ出して、周りの人を傷つけます。とくに身近にいる大切な人に影響が及びます。怒りにまかせて余計なことを言ってしまったり、ひどい態度を取ってしまったり……。

あなたにも心当たりがあるのではないでしょうか?

私もそうした辛い経験があります。

その体験から、衝動的な怒りは物や人間関係、全てを破壊するということを身を持って知りました。

長い間育んできた愛情や友情、信頼も名誉も、怒りは一瞬で台無しにしてしまいます。

激しい怒りやしつこいイライラは幸せを遠ざけます。

私たちは、怒っているときには、幸せ、平和、静寂、内なる直感とつながることはできません。心が曇り、身体にも緊張が生まれているからです。

強い怒りをずっと抱えていたり、毎日怒り続けていたりするのは、怒りという毒素を内側に飼うようなもの。怒り続けることで、一番被害を受けるのは、相手ではなく、自分自身です。

そう考えると、もしも怒らないでいられるのなら、怒らないに越したことはないと思います。

怒っているときに何より傷つくのは自分自身

感情を抑えつけると、かえって囚われる

怒らないに越したことはないものの、怒りは自然に湧いてくるものです。

では、怒りを感じてしまったら、どうしたらいいのでしょうか？

多くの人は、まず「怒ってはいけない、怒ってはいけない」と自分に一生懸命言い聞かせ、湧き出てくる怒りを無理やり抑えつけようとするのではないかと思います。

ですが、抑えようとすればするほど、怒りに囚われてしまうものです。

怒りを感じると、心拍数が上がり呼吸は荒くなり、顔や首の筋肉は緊張します。「怒ってはいけない」といくら思ったところで、硬くなってしまった筋肉を緩め、心拍数や呼吸をふだんの状態に戻すことはできません。緊張しているときにいくら「緊張するな、緊張するな」と自分に言い聞かせても、かえって緊張が高まってしまうのと同じことです。

かりに、その場では怒りを抑えられたとしても、奥底に押し込んだ感情は未消化のまま、体の内側にたまっていきます。そして、そうやって毎回、湧いてきた怒りを押し込めてい

ると、少しずつ少しずつ蓄積されていき、あるとき何かのきっかけで、「怒髪天を衝く」という言葉のように、ドカーンと爆発してしまうのです。つまり、湧き出た怒りを無理やり押し込めるという方法には無理がある、ということです。

怒りを抑えつけるのが無理なら、もっとポジティブに考えて、怒りをエネルギーに変えたらどうか――。そう考える人もいるでしょう。「消えない怒りは、逆に利用しましょう！」。そう諭す自己啓発書も数多くあります。とくに西洋的な自己啓発書では、ポジティブな感情を良しとするものが多く、怒りを無理やりポジティブな形に変換しようとします。「ふざけるな！」「見返してやる！」「絶対、あいつには負けないぞ！」

怒りという「反発するエネルギー」を使って興奮状態を作り上げることで、一時は本当にやる気になるかもしれません。でも、上がったものは必ずまた下がります。下がるたびに奮起して、またポジティブな状態を作る…というくり返しになります。

確かに、「アイツを見返してやる！」「馬鹿にされたままでは嫌だ！」といった怒りのエネルギーを原動力にして努力し、仕事を成功させた、会社を成功させたという人もいるでしょう。ただ、成功した後も、ずっと「見返してやる！　見返してやる！」という怒りのエネルギーを使い続けるのは苦しいものです。「現状否定」や「競争意識」などの荒々しい怒りのエネルギーは、瞬発力はあるかもしれませんが長続きしないし、プロセスそのものを楽しむことができません。どこかに緊張感があります。

一方、東洋では、ネガティブな状態とポジティブな状態があるとすれば、そのまんなか、ニュートラルな状態に価値を置きます。ハイテンションで舞い上がっているときよりも、静かで落ち着いているときのほうが物事をありのままに捉え、冷静な判断ができると考えるのです。

心が静まると、内側にある直感や創造性も発揮されやすくなります。また周りの人を敵だと捉えずに仲間と捉えて、怒りよりも、思いやりや分かち合いの精神でことをなすほうがパワフルで、永続的な豊かさにつながると考えます。

この本でお伝えしたいのは、怒りを無理やりポジティブなものに変える方法ではありません。がまんして抑える方法でもありません。怒りを怒りのまま受けとめ、受け流していく方法です。

「怒ってはいけない」と思えば思うほど、怒りはふくらむ

怒りは、あの感情の〝身代わり〟だった

ここで改めて、怒りとはどういうものなのかを考えてみましょう。

仕事中、終わらせなければいけないことが山ほどあって忙しいときに、「あ、これもお願い」と言われたら、「ただでさえ忙しいのに!」とついムッとしますよね。

また、人前で自分の間違いを指摘されると、たとえ自分で「あの対応は良くなかった」と気づいていたとしても、「わざわざみんなの前で言わなくてもいいのに!」と、ムカつくかもしれません。

あるいは、仕事関係のメールで、挨拶(あいさつ)の言葉もなく、用件だけがそっけなく書かれていたら、「礼儀知らずだな」とイライラしたりするかもしれません。

それぞれ、怒りの裏には次のような感情があるのではないでしょうか。

自分の貴重な時間をとられた。

人前で恥をかかされた。
礼儀を欠く対応をされて、自尊心が傷つけられた。

そのような出来事を通して生まれる悲しみ、寂しさ、恐れや不安…。

心理学の世界では、怒りは「二次感情」と言われます。実は、怒りの前には「悲しみ」「がっかり」「不安」「恐れ」などの一次感情があるのです。不快な出来事や刺激を受けたとき、私たちはすぐにカーッとなって怒りを感じたように思いますが、怒りを感じる前に、実はこうした感情が隠れています。

たとえば、あなたが車にぶつかられそうになったときに、「怒り」を感じたとします。「怒り」が瞬時に湧いたように感じられますが、その直前には、命の危険を感じたことに対しての「恐怖」や、謝りもせずに去って行かれたことに対して「惨めさ」といったような一次感情が隠れています。このような「恐れ」や「惨めさ」などの一次感情から心を守るために、怒り（二次感情）が生まれているのです。

怒りはいわば、心の守り。

恐怖や惨めさといった不快な感情はできれば味わいたくないものです。怒りによって、それまでに感じていた嫌な感情やストレスが一時的に麻痺(まひ)します。「こんな『恐れ』や『惨めさ』（一次感情）を感じるのは、あいつのせいだ！」と、怒ることで、自分の弱さや葛藤に直面せずにすみ、強くなったように勘違いするのです。そうやって、自分の直面したくない「弱さ」や「傷つき」から無意識に心を守っているのです。

怒りを味わうようにすると余計イライラします。怒りが湧いたことに気づいて、緩めたいと思ったときは、すぐに怒りで反応せず、一時停止しましょう。そして、怒りの裏側にある一次感情は何かをみていくようにしましょう。一次感情である「恐れ」や「惨めさ」に気づくだけでも「怒り」が収まることもあります。そして次に、

「今のは怖かった。この恐怖は私の感情だ」

というように、内側と対話をしながら、一次感情をじ～っと味わって受容します。

すると、たいていの場合、「怒り」も収まります。こうすることによって、自己受容が深まり、いわば「心の容器」が育っていくのです（「心の容器」については後述します）。

まとめると、怒りというのは二次的な感情で、その裏には「恐れ」や「悲しみ」など、味わいたくない一次感情が隠れています。

時間をとられ、疲れさせられた、名誉が傷つけられた…など、自分の何かが「減った」

「傷つけられた」と感じたときに、湧いてくるのが怒りという感情なのです。

次に怒りが湧いたときには、「自分の何が『減った』『傷つけられた』と感じたのか」、考えてみてください。怒りの根っこにある一次感情に気づくことで、怒りを手放しやすくなります。悲しみや不安や恐れなど、自分の弱さも認めて、自分で味わえるようになると、怒り（＝二次感情）を相手にぶつけることが減っていきます。

このように自分の感情を観察し理解していくと、他人の怒りに対しても同じように見られるようになります。つまり、怒っている人というのは、傷ついている人、困っている人で、怒りの裏には抱えきれない一次感情があることがみえてきます。

誰かに怒りをぶつけられたときには、怒りと怒りでぶつかりあうのではなく、相手の怒りの裏側にある一次感情を想像してみましょう。怒りに対して怒りで反応するのではなく、怒りの裏側にある傷つきを想像し、共感してみるのです。

すると自分の中の怒りが、理解と思いやりに切り替わっていきます。

怒りの前にある一次感情をみてみよう

現代人は「快と不快のくり返し」で疲れている

怒りの対処法と言えば、「お酒を飲む」「おいしいものをたらふく食べる」という人もいるかもしれません。パーッと買い物をする、甘いものを食べる、愚痴（ぐち）を言う、パチンコや競馬などのギャンブルをする、はたまた物を投げる…など。

みなさん、何かしらのストレス解消法を持っているのではないでしょうか。

自分で抱えきれない感情、直面したくない感情があると、それは無意識に外に溢れ出てきます。

それを行動化することを「アクティングアウト」と言います。

怒りもアクティングアウトの一種です。また先に挙げたような、やけ食いをする、酔っぱらうまでお酒を飲む、ギャンブルなどにのめり込む、衝動的に買い物する、仕事中毒になる、自傷行為をする、といったこともアクティングアウトです。いずれも、本来の葛藤（かっとう）や不快な感情に直面しないように、無意識に守っている状態です。

怒りも、お酒も、過食なども、嫌なことを一時的に忘れさせ、一次感情を感じなくさせます。受容できない、直面したくない不快な感情や葛藤をごまかし、紛(まぎ)らわせて、心を守っているのです。

私自身、ストレスで食べすぎて、今より10キロ以上太っていた時期があります。その時期は、直面したくない現実や、自分の劣等感などを、食べることによってごまかしていたように思います。ヨガをするようになってからすぐにやせましたが、単純に運動量が増えてやせたというより、ヨガと瞑想でストレスが解消されて、食べすぎなくなったことが大きいように思います。

もちろん、抱えきれない感情を外に出して発散すること（＝アクティングアウト）は悪いことではありません。それらの感情を抱えきれないから守る必要があるのです。私も、「今日は美味しいものを食べに行こう」「お酒を飲もう」という日もあります。

ただ、このような守り方ばかりに依存するのは、あまり健全とは言えません。

イライラするたびに毎回お酒で紛らわせていたら大変ですよね。度が過ぎると依存症になります。お酒が手元にないとイライラしたり、眠れなくなったり…。「快」を求めて選んでいたはずの方法が、「不快」を作り出すことになりかねません。

現代人はそんな風に、嫌なことがあったらポジティブな何かで補う（お酒を飲む、買い物をするなど）という、「快」と「不快」のくり返しで疲れているように見えます。

たまに意識的に選択するならいいのです。ただし、「たまに」と「意識的に」がポイントです。例えば、無性にお酒を飲みたいとき。

「もしかしたら抱えきれない感情があって、心が無意識に守ろうとしているのかもしれないな。でも、昨日もお酒で紛らわしたから、今日はお酒以外の方法で気分を切り替えることにしよう」

こんな風に、「たまに」、「意識的」に行えば、その守り方に依存しにくくなります。

日常生活でマインドフルネスを実践し、怒りの根っこにある一次感情に気づいて受容していくことで、アクティングアウトという不健全な守り方に頼らなくてもよくなります。いつものおきまりのパターンに依存するのではなく、他の方法を意識的に選択することができるようになるのです。

アクティングアウトの方法が「いつも同じ」になっていたら要注意！

「心の容器」の育て方

もしもあなたが日々、イライラを抱え続けているとしたら——それは、「自分らしく生きていないよ」というサインでもあります。もしかしたら、本当はやりたくないことを我慢してやっているのかもしれません。

そのストレスや不安、恐れが溢れ出してイライラしているのかもしれません。だから、変えられることであれば、〝外側〟を変えることもとても大事です。

会うとイライラする人がいるのなら、その人に会わなくてすむようにする。

朝の通勤電車が我慢できないのなら、出勤時間を変える。

職場に問題があるのなら、仕事を変える。

原因がわかっているなら、変えられる範囲で外側を変えることも大事な工夫です。

ただ、そう簡単には変えられないからこそ、悩んでいるのでしょう。天気や交通渋滞など、自分で変えられないことでイライラしても仕方がありません。エネルギーの無駄使いです。

自分で変えられないことについては、思い通りに変えようとするのをやめて、「思い通りにならないことを受け入れる力」、いわば「心の容器」を養っていく必要があります。

私たちの心の中に容器があるとイメージしてください。目には見えない心の器。この心の器が小さいと、思い通りにならない状況で、その現実を受け容れることができません。感情を自分で抱えることができないのでイライラしやすくなります。

反対に、この心の器が大きいと、思い通りにならない状況でも、その現実を受け容れることができます。自分でしっかり抱えることができるので、イライラすることが減り、柔軟に対応できるようになります。

心が成長すると、この容器も大きくなります。

赤ちゃんの頃は、誰でもアクティングアウトしています。心の容器が小さいので、湧いてきた感情はすぐに外に溢れ出ます。不良中学生なども、服装や態度、暴走行為などで、抱えきれない寂しさや劣等感などから、心を無意識に守っているのかもしれません。心の容器が十分に育っていないからアクティングアウトしていると言えます。

このように子供の頃は、心の容器が十分に育っていないため、抱えきれない感情（悲しみ、不安、恐れなど）が心の容器から溢れ出し、無意識に態度や行動で表現されるのです。大人になるにつれ心の容器は大きくなってきます。思い通りにならないことに耐え、受容できるようになります。ですが、大人になっても容器が小さいままだと、ささいなことでイライラしてしまいます。あなたの周りにも、思い通りにならないことがあると、すぐにカッとなる人はいると思います。

現代の便利な生活も、心の容器が育たない一因になっています。

科学の発達により、世の中は、便利な機械やサービスで満ち溢れています。その結果、昔に比べれば、いろんなものごとが、思い通りにコントロールできるようになりました。

例えば、「暑い」と思ったらエアコンをつければいいし、ほしいものがあれば、たいていのものはネットで注文できます。電車も、日本ではほぼ定刻通りに運行しています。

その反面、ほんの数分、電車が遅れるだけでイライラしてしまう。それは生活が便利になった分、打たれ弱くなっている証拠です。思い通りにならないことを受け容れる耐性が弱くなっているのです。

では、心の容器を育てるには、どうしたらいいのでしょうか？　その鍵は、「気づき」と「受容」です。

まずは、自覚することが大切です。

例えば、食べすぎたり、飲みすぎたりするときに、

「いま自分は、アクティングアウトしてるなぁ」

「上司に言われたことが悲しくて、抱えきれなくて、守ってるんだなぁ」

と自覚すること。

またイライラして物や人に当たってしまったときも、こうやって、自分の心を守っているんだなと気づくことが大切です。

そして、その不安や恐れ、劣等感、悲しみも否定せず、ありのまま認めていきます。


もしもその感情に抵抗している自分に気づいたら、その感情や感覚に対して、

「それでいいんだよ」

と伝えてあげましょう。

そして、そんな自分を受容していきます。

こんな風に、自分の「心の傷」や「弱さ」、「本音」を無視したり、感じていないフリをするのではなく、気づいて受容していくことで、「心の器」が広がっていきます。

「自分が感じている怒りの裏には、不安や恐れ、劣等感、悲しみなどの一次感情があって、それを自分で抱えきれてないいんだな」

と自覚しながら怒る。

そして、直面したくない感情に気づいたら、受容していくようにします。

そうやって、自己受容を意識することで、心の容器が広がっていきます。

こんな風に自分の感情に接していくと、自己受容力が高まって、同じような状況でもイライラしにくくなります。

自分の悲しみや不安や恐れなどの感情に気づき、自分で抱えて消化できるようになると、アクティングアウトという守り方に頼る必要がなくなるのです。

自己受容が深まるとイライラしにくくなる

「doing」モードと「being」モード

「外側を変える」ことと、「思い通りにならないことを受け容れる」ことについて、詳しくみていきましょう。私は、この二つを「doing モード」と「being モード」と呼んでいます。

前者は、能動的に何かを求めたり、理想を現実化させていったり、自分の好きなものを手に入れたりという、いわば男性性のエネルギーです。一方、後者は現状を受け容れる、「それでいいんだよ」とあるがままに認めるという、いわば女性性のエネルギーです。

何かを手に入れようとがんばる、努力することも大事ですが、現状の自分を認め、すでに手に入れているものに感謝し、味わい、満足することも大事。この両者のバランスが重要です。自律神経と同じで、どちらかに偏りすぎると、心と体のバランスを崩したり、生きづらくなったりします。

とくに現代社会で生きる私たちの心は、常にどこかに向かっている doing モードです。

だから、たまには、心のギアをニュートラル（＝beingモード）に切り替えて、どこにも行かない、何もしない、一人の時間を持つことが大切だと私は思います。何もしない静かな時間を意識的にとることで、陰と陽、両極のバランスをとることができます。

意欲や向上心が悪いわけではありません。ただ、「ああなりたい」「これがほしい」という想いが強すぎると、それが「執着」になり、心に緊張が生まれます。思い通りの結果が得られなかったときに、満たされない「悲しみ」や「がっかり」が、怒りに変わります。

つまり、「もっと、もっと」という欲と、怒りは裏表の関係にあるのです。イライラするとしたら、そこには「こうであってほしい」という欲求や、過剰な期待があるのかもしれません。それが苦しいなら、その握りしめているものを手放し、許し、受け容れる。足るを知る。満足する。一言で言うと、「人事を尽くして天命を待つ」。自力でできるところまでやったら、あとは天にお任せする、そんなイメージです。

今あるものに感謝することで、心は落ち着いていくはずです。

「がんばる」と「受け容れる」のバランスが大事

自信がない人はすぐ怒る？

自信がない人とは、自分は人より劣っている、自分には価値がない、能力がない、と信じている人です。また、自己受容ができていない人とも言えます。

つまり、自分の弱さや欠点、失敗を受け容れられない人、もっと言うと、嫌な感情を受け容れて味わう「器」が育っていない人であるとも言えます。

自己肯定感が低い人は、高い人に比べて、「恐れ」や「不安」を感じやすくなり、それがイライラ（二次感情）として現れやすくなります。

自分で抱えきれない劣等感があると、何かにつけて恐れを感じ、その恐れを味わいたくないために、それを怒りで覆い隠します。

「弱い犬ほどよく吠える」と言いますが、弱い犬ほど、キャンキャン吠えて自分を強く見せようとします。よく吠えるのは恐いからです。

実際に、強くて大きな犬は吠えません。自信があるので堂々としています。これは人間にも当てはまります。

自分に自信がある人は、同じ状況でも、自分なら大丈夫、最善の未来を切り開くことができると信じられるので、恐れや不安を感じにくく、イライラしにくいものです。

また、自己肯定感が高い人は、他人から言われることが必要以上には気にならないので、自分らしく生きることができます。ストレスもたまらず、精神が安定して、穏やかで怒りにくくなります。嫌なことがあったときにも、被害妄想に陥ったり、他人のせいにしたりしないで、自分にできることを、次から改めようと考えることができます。

一方で、自信がない人は、自分の価値や能力を信じていません。自分は大丈夫と思えていないことで、不安や恐れを感じやすくなります。

また、自信がない人は、他人の評価を過剰に気にします。そのため、相手の期待に応えようとしすぎたり、気乗りしない誘いを断れなかったりして、自分の欲求や感情を抑えることになります。

そのような不安や恐れ、小さな欲求不満、ストレスが蓄積して、結果としてイライラしやすくなるのです。

ではどうしたらいいのでしょう？

それは、ありのままの自分にOKを出すこと。ありのままの自分にOKを出すとは、自分の弱さや失敗や挫折にもOKを出すことです。悲しみや恐れなど、自分が感じている感情をありのまま受容することです。

これによって、自己受容が深まります。

自己肯定感を高めるには、自分を無条件で愛すると決めて、自己受容を意識することです。

毎日鏡に向かって、自分を承認する言葉をかけてあげるのも有効です。

「今のままで充分に魅力的である」

「このままの私で愛される価値がある」

など、自分自身に愛や感謝を毎日伝えてあげることで、自己肯定感は高まっていきます。

すると、心にも余裕が生まれ、ささいなことでイライラしにくくなります。

自己肯定感が高まると怒りにくくなる

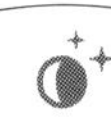

自分に余裕がないとイライラはつのる

心と体はつながっています。疲れているとき、忙しいときなど、心に余裕がなくなり、ささいなことでイライラしてしまうということ、みなさんも心当たりがあるのではないでしょうか。

たとえば、1週間ほど休みが取れてハワイや沖縄などのリゾート地に遊びに来ているときには、知らない人に足を踏まれても「あ、全然大丈夫ですよ。気にしないでください」と笑顔で返せるでしょう。心に余裕があり、幸せで満たされているときは、小さなことでイライラしません。

でも、通勤途中の満員電車の中、仕事上で抱えているトラブルについてあれこれ考えているところに、急に足を踏まれれば、「イタッ」と声が漏れ、つい相手に鋭い目線を向けてしまうかもしれません。自分に余裕がなく、心と体にストレスをため込んでいるときは、ちょっとしたことでイライラします。

空っぽのコップであれば、水をたくさん注いでも溢れませんが、最初からコップになみなみ水が注がれた状態であれば、ほんのわずかの水でも外に溢れ出します。ふだんは怒らないような人でも、疲れていたり、嫌なことが続くと、イライラしやすくなります。

自分に余裕がないと、怒りが湧く〝沸点〟が下がります。心に余裕がないときは、アクティングアウトしやすくなるのです。

反対に、心に十分な余裕があるときは、自分の中の感情を受けとめる余力があるので、アクティングアウトしにくくなります。

だから、怒りに振り回されない生活を送るには、ふだんから余裕がある状態を作っておくことも大事です。

東洋医学では、精神的な状態が五臓六腑に影響を与えると考えられ、そのなかで怒りという感情は肝臓とつながっていると言われます。怒りをずっと抱えていると肝臓が弱くなり、また、肝臓が弱っているときはイライラしやすいということです。

二日酔いなどで肝臓が弱っているとイライラしやすくなりませんか？　二日酔いを和らげようと薬を飲めば、薬を代謝するのも肝臓なので、また肝臓が疲れてさらにイライラするという悪循環も起こりかねません。

ですから、体調を整えておくことも大事。そして、難しいときもあるかもしれませんが、なるべくストレスをためず、時間にも心にも余裕を持つことが大事です。

また、やりたくないことを嫌々やって我慢しているときも、イライラしやすくなります。「つらい」「悲しい」「不安」などの一次感情ですでに容器の中がいっぱいだと、すぐに二次感情である怒りへと溢れてしまうのです。

「最近怒りっぽいなぁ」と感じたら、心の容器がストレスや不快な感情でいっぱいになってきているのかもしれません。体のどこかに緊張や毒素が蓄積しているのかもしれません。

そのような自分の心と体の状態に気づいたら、運動する、カラオケで思い切り歌う、眠る、森林浴する、温泉に入る、ヨガをするなど、リセットする習慣を持ちましょう。

あなたはどんなとき、心が満たされますか？　どこで何をしているとき心の余裕が生まれますか？　自分の隠れた本音や欲求に気づき、それを適切なカタチで満たしてあげると、イライラはかなり減るはずです。

日頃の体調管理、時間管理がイライラ・ムカムカ予防になる

なぜ、怒りを味わいたがるのか？

1週間前に上司から言われたことを1日に何度も思い出してはイライラしたり、子どもの頃に両親から言われたこと、されたことを思い出しては怒りがぶり返したり…。

無意識のうちに、怒りを反芻していることがあるのではないでしょうか？　その場だけの怒りなら、さほど問題ありませんが、頭の中でくり返し考え続けることで、怒りの炎はメラメラと燃え続け、やがて「小さなイライラ」が「恨み」にまで育ってしまいます。

怒りとは無縁な生活を送りたいと頭では考えていても、心というのは不思議なもので、怒りという強い電気ショックを味わいたがるマゾ的なところがあるようです。

なぜ私たちの心は、怒りを味わいたがるのでしょうか？

それは、静寂や穏やかさ、満足感より、怒りや不安のほうが刺激が強いからです。だから無意識の心は、ニュートラルな状態よりもネガティブのほうに偏り（かたよ）がちです。

あなたの周りにも、怒りっぽい人がいるのではないでしょうか。あるいは、あなた自身がそういう人になっているかもしれません。怒るのが癖になると、怒りっぽい性格の人になります。いつもいつも怒りで反応する人は、それがパターン化（執着）していき、何度もくり返しているうちに、その反応パターンが強固になっていきます。すると、やめようと思ってもやめられなくなります（これをカルマ、業（ごう）などと言います）。

パターンが強固になると、「もう考えたくない」「気持ちを切り替えればいい」と頭ではわかっていても、ついつい過去の怒りをくり返し反芻（はんすう）してしまうのです。「わかっちゃいるけどやめられない」そんな無意識の自動操縦状態になったら要注意です。

反芻癖を止めるには、まず自分の心にマゾ的な性質があることを知ること。終わったことを何度も思い出す癖や、嫌な感情を長々とひきずる傾向があると、はっきりと自覚することが大切です。

そうした無意識の癖に、意識の光（自覚）を当てていくと、徐々に、そのパターンが緩んでいきます。

無意識のうちに嫌な出来事を何度も思い返していませんか？

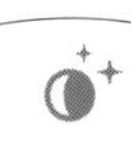

親ゆずりの怒りっぽい性格は変えられる?

ちょっとしたことですぐに怒る両親に育てられたから、怒りっぽい性格になった。この性格は親から譲(ゆず)り受けたものだから仕方ないし、変えられない――。

そんな風に思っている方もいるかもしれません。

私も、もともとは怒りっぽい性格でした。そして、怒りっぽい父親のせいで自分も怒りっぽい性格なのだと思っていました。

私の父は生粋(きっすい)の九州男児で、小さいころから「字が汚い」「髪が長い」「もっとちゃんとしろ」などとよく怒られていました。それは、子どもに対する心配や不安の裏返しであり、愛情だったのだと今では理解できますが、怒られて育ったことは私の性格に少なからず影響を及ぼしました。思い通りにならないと、すぐに怒りで反応してイライラ、カッカしてしまう性格になっていたのです。

確かに、親に似て怒りっぽい、遺伝的に怒りっぽいということはあるかと思います。それを「親がそうだったから」「そういう環境で育ったから」という条件のせいにすることもできます。

でも、誰かのせいにしている限り、反応パターンを変えることはできません。変える唯一の方法は、「内側で起こっていることに気づく」ことです。そして、「自分が、その反応を選択しているのだ」と捉えることが大切です。つまり、自分の感情に自分で責任を持つということです。

周りや状況のせいにする被害者意識（反応的な在り方）から、主体的な在り方へとシフトすることで、反応パターンを変えることができます。

私自身、自分の内側を観察していくことで、無意識の「怒り」を意識化できて怒りを手放しやすくなりましたし、そもそも怒りという感情が湧くこと自体が減りました。そして、内側で起こっていることに気づくためにとても役に立ったのが、マインドフルネス瞑想の実践でした。

自分の感情に自分で責任を持つと反応パターンが変わる

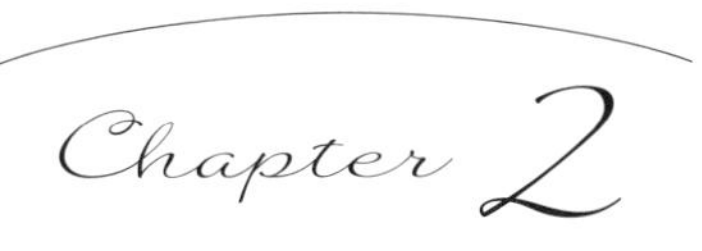

ムリなくラクになれる マインドフルネスとは

人生の「流れ」を変えたマインドフルネス瞑想との出会い

「マインドフルネス瞑想とは何か」をお伝えする前に、なぜ私がマインドフルネス瞑想を教えるようになったのかという話に、少しお付き合いください。

結論から言えば、マインドフルネス瞑想との出会いによって、私自身の人生の「流れ」が変わったからです。

大学を卒業したころの私は、とにかく毎日イライラしていました。大学で演劇を専攻し、その流れで就職をせずに俳優の道を志したものの、うまくいかず、バーのアルバイトで生活費を稼ぐ日々。学生時代までは親からの仕送りで床暖房付きの新築マンションでぬくぬくと暮らしていたのが、いきなり6畳一間の古いアパート暮らしになり、社会に一人ぽつんと取り残されたような気がしていました。

何のためにわざわざ福岡から上京したのか、なぜやりたくもないバイトに毎日行かなければいけないのか…イライラしたり不安になったり、そんな自分自身のことも好きではありませんでした。しかも、そんなときに限ってトラックにバイクを当て逃げされたり、ネットオークションで20万円もの詐欺に遭ったり、ついていないことも重なったのです。

いま思えば、不安やイライラした波動が不幸を引き寄せていたのでしょう。でも当時はそうとは思いもよらず、自分は完全に被害者だと思っていました。ネットオークション詐欺に遭ったときには、何度かけても留守番電話になる見えない相手に「ふざけるな！」と怒鳴り散らしていました。

世の中にはびこる悪に対して怒っていました。思い通りにならない現実に対して、怒っていました。激しい怒りで眠れない夜もありました。

そんな風に不安と怒りに囚われていた日々の中でなんとか楽になりたいと思い、脳科学や心理学の本を読み漁るうちに知ったのが瞑想でした。

そして、瞑想の効果が科学的に証明されてきていると知り、ヨガスタジオに行ったり瞑想会に参加したりするうちに、徐々に変化が現れ始めました。

不安やイライラは不幸を引き寄せる

姿勢と呼吸を意識するだけで、心が前向きになった

瞑想と聞くと、「すごく特別なこと」とか「宗教的でスピリチュアルなもの」といった印象を持っているかもしれません。私自身も、脳科学や心理学の本で読むまで、「自分とは縁遠いもの」という印象を持っていました。90年代に起きた新興宗教の事件の影響もあり、「なんだかあやしい」と思っていたのです。

ですが、瞑想の心を調(ととの)える効果が科学的にも証明されてきていることを知り、興味を持つようになりました。そして、実際に瞑想に取り組むようになって最初に感じたのが、姿勢を調えて呼吸を意識するだけで心が楽になるということでした。

瞑想の基本は、姿勢を正して、自分がしている呼吸に意識を向けること。意識が呼吸からずれたことに気づいたら、また注意を呼吸に戻す。その作業をくり返すだけ。

瞑想を始めたころの私は、人から「姿勢が悪い」と注意されるほど猫背で、呼吸も浅く、鼻がつまって口呼吸になりがちでしたが、瞑想を実践するようになってからは、1日の中

で、姿勢を調えて呼吸を意識する時間を15分ほど持つようにしました。1カ月くらい続けると、徐々にではありますが、だんだんと心が前向きになっていったのです。

日常生活でも、姿勢を意識する時間を増やしていきました。もちろん昔の癖で、気を抜くとすぐに猫背になります。姿勢が悪くなっていることに気づいたら、姿勢を正すというのを何度も何度も意識しました。すると徐々に、背骨を伸ばしているほうが「基本設定」になり、「姿勢がきれい」と、よく言われるようになりました。

姿勢が変わると呼吸も変わります。

呼吸が変わると、徐々に私の心も変わっていきました。

1カ月ほど続けると、過去のことを思い返し後悔する癖に気づけるようになりました。姿勢と同様に、無意識の心の癖に気づいたら、手放して、「今」に意識を向けるようにしていきました。すると反芻する回数が減り、物事の捉え方や受け止め方が、徐々に前向きになっていきました。

1日の中で、姿勢と呼吸を調える時間をつくろう

怒りの犯人は「妄想」だった

瞑想を続けることで心の変化を実感し、すっかりはまってしまった私は、インドに2カ月ほど行き、各地でさまざまな瞑想やヨガを体験していました。そんなある日、大学時代の友人の結婚式があり、私もインドからメッセージを寄せました。

その結婚式の朝、私はインドの安宿で瞑想していました。するとこんなイメージや考えが浮かびました。華やかな会場に集まった友人らは、名だたる企業に就職してバリバリ働いている。でも自分は定職にもつかず、バックパックで放浪している。インドで自分探しをしている自分のことを彼らは笑って、バカにしているかもしれない――。そう思ってハア…とため息をついた瞬間、ハッと我に返りました。

「これが妄想(もうそう)か！」

本で読んだ知識と、体験がつながった瞬間でした。それは現実に起こっていることではなく、頭の中の妄想です。私の想像、イメージにすぎません。でも、それをあたかも現実であるかのように感じ、実際に、嫌な感情が体の中に生じ、ため息をついている――そんな自分に気づいたのです。

今振り返ってみると、当時の私は演劇の道に進もうと思ったもののうまくいかず、親からは「なんで就職しないんだ」と責められ、逃げるようにインドに来たので、罪悪感や劣等感を感じていたように思います。それで、仲間がバカにしているようなイメージが浮かんだのかもしれません。

それは一瞬の出来事でしたが、私にとっては大きな気づきでした。

まるで悪夢から覚めるように、それが妄想であると見抜いた瞬間、その思考が作り出す苦しみは消えました。思わず、一人で大笑いしました。はたから見たら、突然一人で笑い出したのですから、かなり怪しい人かもしれません。でも私の内面では、どんより大きな雲で閉ざされていた心に一筋の光が差し込むようでした。

なぜなら、自分の心が苦しみを作り出していたことがわかったからです。自分の心の癖に気づくことで、徐々に、自分を傷つけ、自信をなくすような妄想が激減していきました。

マインドフルネスのベースには、ヴィパッサナー瞑想があります。ヴィパッサナーとは、「ものごとをあるがままに観(み)る」という意味。「観察瞑想」「気づきの瞑想」とも呼ばれています。自分の心や体を観察して、あるがままの状態に気づく瞑想です（この「気づき」が大事なのですが、このことについては後ほど詳しく説明します）。

「気づき」という概念は、本を読んで、頭ではわかっていました。ところが、友人の結婚式のことを考えながら「妄想だ！」と気づいた瞬間、いつもこうやって無意識のうちに考えごとをして、妄想をふくらませていたせいで、嫌な気分になり、不安や怒りが生まれていたことがはっきりと自覚できたのです。

「友人たちは自分のことをバカにしているんじゃないか」――あのとき、なぜそんな妄想が浮かんだのでしょうか。そこには、大事な気づきがありました。

無意識のうちにあれこれとくり返し考えすぎてしまうという癖、ちょっとしたことで「自分はダメだ」と責めてしまう癖、それでいて「社会が悪い」「相手が悪い」と被害者意識を持ちやすいという癖…。こうした私自身の「思考の癖」がネガティブな妄想を作り出していたのです。落ち込んだり自信を失ったり不運を引き寄せたりしていたのは、実は自分自身の思考の癖でした。

言ってみれば、無意識でしていた脳内会話（セルフトーク）が、自分の内側で毒を発していたわけです。これでは、どんなに体にいいものを食べても、エクササイズをしても同じです。自己啓発のセミナーや本で一時的には変わるかもしれませんが、そのような無意識の癖がある限り、また元に戻ってしまいます。

物事がうまくいっているときには、前述のような思考の癖は出てきません。学生時代の友人らは、私のことをネガティブだなんて思っていなかったでしょう。むしろ、お調子者だと思われていたと思います。

でも、物事がうまくいかなくなり、落ち込み癖がついてくると、親や友人に以前に言われたことを思い返しては、「やっぱり自分はダメだ」「そう言えばあのときも…」と反芻していたように思います。

そんな自分の癖を自覚できるようになると、無意識の思考の癖が始まりそうになったときに、「あ、まただ」と気づいて止めることができるようになりました。勝手気ままに湧いてくる思考と距離ができてきて、その思考を検証し、選択することができるようになったのです。それは私にとって大きな変化でした。

誰かと比べて気分が沈んだら「妄想では?」と問いかけてみよう

ムリに前向きになろうとせず、辛い感情を味わうと…

自分自身が知らず知らずのうちに身につけていた「無意識の思考の癖」に気づいたことで、ずいぶんと精神的にラクに生きられるようになりました。

そんな自分自身の心の変化がおもしろくて、私は瞑想とヨガの講師をめざしました。

「この変化を分かち合いたい！」

そんな想いで、ヨガの指導資格を取って、いざヨガ講師になったものの、最初はなかなかうまくいきませんでした。場所を借りて、ヨガ教室を開催しましたが、最初の1年は、来てくれる生徒さんは一人か二人だけ。雨が降ると誰も来ないこともあり、借りたスタジオで一人黙々と自主練を行っていました。ヨガ講師だけでは食べていけないどころか赤字なので、アルバイトをせざるをえませんでした。

高校生と一緒に、時給900円の清掃の仕事。もう30歳だというのに、もうすぐ子どもも生まれるというのに、何をしているんだろう…。

かたや、同じ年の友人は高給取りになって高級車に乗っている。年下の友人にも、見るからに高そうなタワーマンションに住んでいる人がいる。劣等感や惨めな気持ちを感じていました。

ちょうどこの頃、心理療法や認知行動療法で「マインドフルネス」が注目されていることを知り、マインドフルネスのセミナーや個人セッションを受けながら、勉強を始めていました。その中で「ネガティブな感情を意識的に感じる」ことが、ワークの一つとしてあったのです。

以前の自分は、常に前向きでいようとしていたのですが、いま思うと、強がって、ポジティブでいることで、ネガティブな感情に直面するのを避けていたのかもしれません。私は、あえて自分の弱さや劣等感も、惨めな気持ちも、不安も、意識的に味わってみるようにしました。

ネガティブな感情をあえて味わってみる

落ち込みきったら、地に足がついた

ヨガ講師として独立したものの、全然思い通りにならなず、日々、不安や恐れは大きくなっていきました。

人生に行きづまった感じがして、表情は曇り、呼吸も浅くなっていました。

落ち込んだときは、

「辛いよね、それでいいんだよ」

と自分に言いながら、今、自分が感じている感覚や感情を否定せず、ありのまま味わうようにしていきました。

ため息がハアと出る感じ、肩がずーんと下がる感じ、呼吸が浅くなる感じをしっかり味わうように意識しました。

そのような状態が1カ月ほど続いた、ある朝、突然、ほろほろと涙がこぼれてきたのでした。

車でバイト先へ向かう途中のことでした。「本当にこれでいいんだ」と見えない何かから解放されたような気持ちになったのです。

一体何から解放されたのか――。その正体は、

「ありのままの自分ではダメだ」

「自分には何かが欠けている。このままじゃ価値がない」

という〝思い込み〟でした。

思えば、私は小さいころからずっと、そして大人になってからも、父に「そんな髪型はみっともない」「そんなことをしたら世間に笑われるぞ」「死にもの狂いでがんばれ！」などと常に言われ続けてきたのです。しかし、その「がんばれ！」には、「今のお前ではダメだ」（＝だからがんばらなければならない）といった意味も含まれていました。

だからどこかで、「今の自分では足りない」と信じていましたし、「がんばらないと大変なことになる」と思っていました。

そして、「～してはいけない」「～でなくてはならない」といった父の言葉は、いつしか私自身のものとなり、自分に向けて似たような言葉を投げかけていました。そのうちに、「だから自分はダメだ」「このままではダメだ」と思い込むようになり、「すごい結果を出

さなければいけない」「世間に認められて有名になったら、自分のことを好きになれるかもしれない」といった思いに駆(か)られるようになっていたのです。

「このままの自分ではダメだ」を前提にもがいてきた。俳優をめざしたけれどダメだった。今度はヨガの先生をめざしたけれど全然うまくいっていない。そんな自分を認めたくない、受け容れたくない、だからがんばり続けてきた。でも、ダメだった、全力でがんばってきたけどダメだった。

そんなカッコよくない自分も、辛い感情も、

「それでいいんだよ」

と心の中でささやきながら受容していくと、その感情を味わいきったとき、涙とともに安堵(あんど)感がこみ上げてきたのです。

「等身大の自分」を認めることができた瞬間でした。落ち込むだけ落ち込んだら地に足がついたのです。

「ありのまま」味わい続けると
「これでいい」と思えるようになる

〝厳しい裁判官〟のようにダメ出ししていた

「これでいいんだ」と思えたのは、状況が変わったからではありません。相変わらず、生徒さんは一人、二人という状況でしたし、清掃のアルバイトも続けていました。外側は何も変わっていません。変わったのは、自分を見つめる〝自分自身の目〟でした。

マインドフルネスに出会う前は、自分を見つめる自分の目が厳しかったのです。

自分が内面で感じていることに対して、「そんなんじゃダメだよね」「そんな風に思うなんてどうなの？」「ヨガの先生としてどうよ？」と、まるで裁判官のように厳しくジャッジをしていました。現状の自分自身に対してダメ出ししていたのです。

その厳しい目は自分に対してだけではなく、周りに対しても同じだったように思います。他の人に対しても「なんであんなこと言うんだ？」「アレじゃダメだよね」と、同様に裁いていました。そして、「このままじゃまずい」「こんなの嫌だ！」という反発するような怒りのエネルギーでがんばっていたのです。

でも、「それでいいんだよ」を口癖にして、自分の素直な感情にその都度気づいて、

「辛いよね、それでいいんだよ」

「情けないよね、それでいいんだよ」

「失敗しちゃったね、それでいいんだよ」

と、受け止めることを意識的にくり返しているうちに、少しずつ少しずつ、自分の中で「受容的に見つめる自分」が育っていきました。そうすると、思い通りにいかなかったり、失敗したりしたときにも、「そういうこともあるよね」と受け容れられるようになり、等身大の自分のままで「これでいいんだ」と思えるようになったのです。

今、振り返ってみると、当時の私は、恐れや不安、劣等感、怒りをエネルギーにして努力する「doingモード」に偏っていました。だから、ありのままを受け容れる、何もしない、がんばらない、「beingモード」を意識していったことで、心の偏りが補正され、心身が安定していったのだと思います。


辛いときほど、「それでいいんだよ」を口癖にしよう

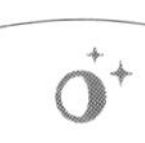

「ダメな自分」を受け容れたら運もよくなった

「ありのままの自分でいい」と思えるようになったら、不思議なことに、運も巡ってくるようになりました。

お世話になっていたヨガ教室の先生が急に地元に帰ることになり、「教室を引き継がない？」と声をかけてもらったことで、ヨガだけで生計を立てられるようになりました。さらに、コツコツ続けていたブログが出版社の方の目に留まり、本の出版が決まるなど、良いことが重なったのです。

そんな風に良い方向に運が巡っていったのは、等身大の自分を受け容れ、自然と「今できること」に集中できるようになったからでしょう。

ヨガ教室を継いで、初めて先生の代わりに教室に立ったときには緊張しましたし、講師が私に代わったことで去っていかれた生徒さんも数人いました。以前であれば、去っていった生徒さんのことをあれこれと考えていたかもしれません。でも、そのときには「残念だけれど、それでいい」と受け止め、残ってくれた生徒さんたちにしっかり向き合ってがんばろうと思えるようになっていました。この頃には、「ない」ものが気になる心の癖に気づいたら、「ある」ものに目を向けて、感謝してバランスをとるようになっていました。

ブログも、読者数がなかなか増えなくても毎日コツコツと記事を書いているうちに、出版の話が舞い込んできました。そして、今できることを地道にコツコツ続けていたら、ヨガ講師としてだけで家族を養えるようになり、アルバイトも辞めることができたのです。

以前の自分には、「このままではいけない」という焦りがありました、「何かすごいことをやってやろう」「有名になって見返してやる」などと、一発逆転を狙っていたように思います。しかし、一番認めたくなかった底辺の自分、つまり未熟さや欠点を含めたダメな自分をまるごと受け止めたら、焦りがなくなって地道な努力ができるようになりました。

未熟で不完全な自分も愛おしいと思えるようになると、心に〝安心できるスペース〟が広がって、プロセスそのものを楽しめるようになりました。

焦りを感じたら「今できること」に集中しよう

現状否定のエネルギーには〝恐れ〟がついて回る

「くそ！」
「今の自分ではダメだ！」
といった怒りや嫌悪、現状否定のエネルギーでがんばっていたときには仕事もなかなかうまくいきませんでした。

当時は、ヨガクラスの他に、瞑想の個人指導もやっていたので、新規クライエントを獲得するために、ブログやメルマガで無料セッションを受け付けていました。

しかし、無料セッションにはたくさんの人が来てくれるものの、そこから有料のセッションへつなげるのが、なかなかうまくいきませんでした。

「決まらなかったら、生活が苦しくなる」という恐れがよぎった状態で文章を書くと、そういう焦りは相手に伝わるものです。結局、決まらなくて、「うわー」とガッカリする。

そのくり返しでした。

また、「今の自分では足りない」と思っていたので、自分よりも体が柔らかい人と比べては、「持って生まれた体が違うんじゃないか」「もっと完璧にいろいろなポーズを身につけなければ」などと焦ってもいました。

そのような焦り、不満や不足、劣等感に気づいたときは、

「今のままでいい」

「完璧にできなくてもいい」

「決まっても決まらなくても大丈夫、なんとかなる」

「今できることをしよう」

などと、心の中で、ささやきかけるようにしました。

すると、過剰なイライラやストレスに巻き込まれることが減り、感情が安定し、落ち込みすぎることがなくなりました。

さらに無料セッションもやめ、自分を安売りするのをやめていくと、仕事の依頼が向こうから来るようになりました。出版の依頼を受けて、約1年かけて最初の本を執筆しました。当時の自分が学んできた瞑想、心理学やヨガの知識を盛り込んで、想いを込めて書きました。

「瞑想本だから、そこまで売れないだろう」と、自分も周りも思っていたのですが、マインドフルネスが世間で注目され、最初の本が評価されたのをきっかけに、出版の依頼が次々と舞い込むようになりました。雑誌の特集、地方公演や大手企業の研修の依頼もいただけるようになったのです。

その経験から、

「できない自分を否定してがんばるよりも、ダメな自分も認めてあげたほうがいい、自分自身を愛することで、心に余裕ができて、その余裕に人は集まってくるのだ」

と気づきました。

失敗や挫折に直面し、そんな自分もおおらかに受け入れて、「今できること」に意識を向けて淡々と集中して行うと、道は開けてくるものなのでしょう。人生を信頼し、自分の存在そのもの（being）の価値を信じて、「今ここ」に集中して、一つのことをコツコツと続けると、それが力になるのだと思います。

ダメな自分にもOKを出せる〝心のゆとり〟に人は惹かれる

人生の転機に学んだ3つのこと

ここまでが、瞑想とマインドフルネスとの出会いで私の人生に起こった変化のお話です。改めて振り返ると、次の三つのことが大きかったように感じます。

一つは「体」。姿勢と呼吸を調えることで心も落ち着くと知ったこと。

東洋では、「心身一如」という言葉があります。「体と心はつながっている」という意味です。

心は目に見えないし自分でコントロールすることは難しいもの。そこで禅やヨガでは、心を調えるにはまず体を調え、次に呼吸を調えると教えます。健康状態と姿勢が悪いとイライラしやすくなりますが、体が調い、元気であれば、自然と前向きな考えも浮かびやすいものです。

私の場合も、ヨガや呼吸法で体の癖が変わっていったことで、心の癖も変わっていったように思います。

ふたつめは「思考」。無意識のうちに妄想を作り出している「思考の癖」に気づいたこと。

それまでは、

「アイツが俺にこんなことをしたから」

「今の時代がこうだから」

など、怒りをすべて〃外側〃のせいにしていました。また、無意識に頭の中であれこれ考えて、ネガティブな妄想を作り出し、怒りや不安を再生させていることもありました。

頭の中でネガティブなテープを再生させていた原因は、そのことに気づいていなかったからです。

瞑想する前の私は、自分があれこれ思考していることにさえ気づいていませんでした。瞑想で思考に気づいて手放す練習をしていったことで、将来のことを考えて、思い煩（わずら）う回数が減り、過ぎ去った過去の出来事にとらわれることが減りました。

とくに怒り、嫉妬、恐れや憎しみにつながりそうな妄想には注意深くなりました。反対に、自分のエネルギーが高まるような口癖や思考癖（セルフトーク）を意識的に増やしていきました。

そして三つめが「感情」。自分の感情との向き合い方が変わりました。
それがどんな感情であれ、否定しない。無条件で認めるように心がけました。
私の場合は、ヨガ講師として生きていこうと決めて全力で取り組んだけれどもうまくいかなかったどん底時代に、自己受容を深めることができたように思います。思い通りにいかない状況も、ダメな自分も受け入れることで、より自分らしく生きることができるようになったと感じています。

「気づき」と「自己受容」こそ、「脳から怒りが消える」最大のコツなのです。

心身一如、気づきと自己受容がキーワード

人は人生の9割をマインドレスネスに過ごしている

人は1日に6万回思考し、その9割はくり返し同じことを考えているそうです。

「あー、またあの人に嫌味を言われるんじゃないか……」など、考えても仕方のないことを考えていたり、「あんな言い方しなくてもいいのに。ほんと嫌な奴！」などと、すでに終わった過去のことを延々と考えていたり、知らないうちに頭の中の思考に巻き込まれてしまっています。

こうした、「今、ここ」の現実とのつながりが失われ、頭の中の思考の世界に巻き込まれ、なおかつそれに気づいていない状態を、「マインドレスネス」と言います。ぼんやり、上の空、我ここにあらずな無意識状態のことです（これは「マインドレスネス」の反対の状態です）。ほとんどの人は、1日の半分以上の時間を、このマインドレスネスな状態で過ごしています。

また、私たちの頭は、何かを見た瞬間、聞いた瞬間、誰かに会った瞬間に、快・不快、良い・悪い、きれい・汚いなどと、無意識のうちにジャッジしてしまう傾向もあります。しかもそのジャッジは、自分特有の色眼鏡（無意識の思考や思い込み）で世界を見て、「自分にとってどのくらいの価値があるのか」を判断しているにすぎません。

ところが私たちは、色眼鏡で見ていることも、ジャッジをしていることにも、ふだんは気づきません。なぜなら、ジャッジはあまりに自動的、瞬間的に行われるからです。

東洋では、ジャッジすることで、心に緊張やストレスが生まれると言われます。怒りという感情も、「嫌だ」と反応した瞬間に湧いてきます。怒りっぽい性格を改善するには、ジャッジしていることに気づくこと、小さなイライラ（＝嫌だ！）に気づくことが大切です。

とくに瞑想中はジャッジしない（＝今この瞬間の出来事や状況に対して反発や摩擦、抵抗のエネルギーをなるべく使わない）ようにしましょう。マインドレスネスになっていることに気づき、ジャッジを手放す（＝理解する、受容する）ことで、怒りという感情にも巻き込まれにくくなります。

無意識にジャッジすることでストレスが生まれる

マインドフルネスは「気づき」と「自己受容」を養う練習

ここで、何度も出てきている「自己受容」という言葉について、解説します。

自己受容とは読んで字のごとく、自分をあるがままに受け容れること。

別の言い方をするなら、自分という存在（being）を受け容れることです。

もっと具体的に言うと、自分の感情を受け容れて、それをちゃんと感じることです。マインドフルネスによって、この自己受容と気づきの力が養われます。

マインドフルネスとは、今という瞬間に常に注意を向け、自分が感じている感覚や感情、思考を冷静に観察している心の状態のことであり、そういう状態に自分を持っていく「心と脳のトレーニング法」です。

先ほど、ふだんの私たちは思考の世界に巻き込まれて、思考や思い込みといった〝色眼鏡〟を通してすべてを瞬時にジャッジしていると書きましたが、マインドフルネスでは、自分の内側で起こっていることに100％注意を集中させて観察し、この色眼鏡そのものを観ていきます。


「今、ここ」に100％集中して自分が感じている感覚、感情、思考に気づく。

ジャッジを手放して、ありのままを受け容れる。


この二つを実践しているうちに「気づき」と「自己受容」が養われていき、漠然とした不安や怒りに振り回されることのない、安定した自分を取り戻すことができます。

毎日マインドフルネス瞑想を実践することで「気づき」と「自己受容」は養われます。

また、瞑想で深まったマインドフルな感覚を日常生活の中で意識することで、さらに相乗効果を得ることができます。

それでは次頁から、マインドフルネスの考え方をベースとした、怒りとの付き合い方、対処法をお伝えしましょう。


マインドフルネスで、感情に振り回されない、安定した心を育てることができる

「怒っている自分」に怒らない

マインドフルネスで大事なことは、「ジャッジしない」ということです。別の言葉で言い換えると、「理解する」、「受け容れる」、「許す」と表現できるかもしれません。

1章で、怒りを抑えようとすればするほど囚われると書きました。「怒ってはいけない」「怒るべきではない!」と思えば思うほどに、怒りに囚われてしまうものです。

さらに言えば、「怒ってはいけない」と考えるということは、怒りを「良くないもの」とジャッジしているということです。つまり、怒りに対して怒っているのです。マインドフルネスでは、その評価自体を手放して、怒りが湧いていることを、ただ理解します。

「怒っているよね」

「イライラしているよね」

「怒りの感情が湧いてきているよね」

そう自分の感情をニュートラルな視点で見つめ、嫌悪の反応をせずに受け入れます。怒りにべったりくっついて感情に巻き込まれるのではなく、反応的になったり発散したりするのでもなく、怒りを否定したりごまかしたりするわけでもなく、適度な距離を保って「怒りがある」ということを、ただ理解するのです。

「怒りたくない」「怒らない生活を送りたい」と思っている人ほど、「こんなことで怒っている場合じゃない」「また怒ってしまった」と自己嫌悪に陥ったりするかもしれません。

これは怒りに対して怒っていることになります。ジャッジしていることに対しても、ジャッジしないようにしましょう。ジャッジするのではなく、「怒っているのが今の自分なんだな」と、まずは現状を理解するだけ、気づくだけでいいのです。

怒りが湧くこと自体は悪いことではありません。もしもジャッジしている自分に対してジャッジしていたら、「ジャッジしてもいいんだよ」と伝えてあげましょう。

もしも怒っている自分に対して怒っていたら、「怒ってもいいんだよ」と伝えて、緩めてあげましょう。それだけで、心がちょっとラクになるかもしれません。

ジャッジを手放そう

「怒り」と「自分」を同一化しない

「怒り」をコントロールするには、「自分」と「怒りという感情」を分ける必要があります。怒りを自分自身だと思ったら、巻き込まれてしまいます。怒りが自分と一体化している状態では、手放すことはできません。

「私が怒っている」のではなく、
「私の中で怒りが湧いている」
「私は、私の中に怒りを感じている」
と捉えると、手放しやすくなります。

これは「I am angry」ではなく、「I feel angry」の状態です。

「今、怒りが湧いている」と気づき、怒りと自分を同一視せずに、少し距離を取って観察する視点を持つことで、怒りに反応しにくくなります。

「I am angry」ではなく、「I feel angry」という感覚、なんとなくつかめそうですか？

さらにこの感覚をつかむために、「ラベリング」という方法を紹介します。イライラ、ムカムカ、カッカしたときに、「怒り」や「怒りを感じている」と、言葉で認識し、対象化するのです。あるいは、

「『この野郎！』と思った」
「『最悪！』と思った」
「『やばい』と思った」

など、「……と思った」とラベリングすることもあります。

「怒り」や「……と思った」などとラベリングすることで、「感情と、その元となる思考」と「自分」を切り離すことができます。これは、焦りや不安といった感情に囚われそうになったときにも有効です。

ネガティブな気持ちに気づいたら、すぐに反応せず、判断せず、少し引いたところからみていきましょう。

「……と思った」とラベリングすると、
感情と距離を取ることができる

いま感じている怒りを「10段階」に分けてみる

いま、怒りはありますか?

怒りがあるときは怒りがあることを知り、怒りがないときは怒りがないことを知る。これがマインドフルネス(気づき、無意識の意識化)です。

怒りに気づいたら次に、10段階に分けて考えてみてください。

人生最大級の怒りを「10」にし、穏やかな状態を「0」とします。

あなたの怒りは、1~10で表すとどのくらいでしょうか。

仏教には、怒りの段階を表す言葉があります。いくつかご紹介しましょう。

「嫌だ!」と感じる程度の小さな怒りが「ドーサ」。ドーサが強くなって、舌打ちをしたり歯ぎしりをしたり手が震えたり、態度にも出る怒りを「ヴェーラ」。ドーサをくり返し思い返すことによって増幅された怒り、忘れられない根深い怒りを「ウパナーハ」。壊したい、他人を不幸にしたいと思うほどの、さらに大きく激しい怒りを「ビャーパーダ」と呼ぶのです。あまりに激しい怒りは、自分でもコントロールできませんし、周りの人も近寄りがたくなります。

仏道では、さらに細かく怒りが分類されています。このように言葉やレベルで分類すると、理解しやすくなります。ただ、このような言葉を覚えるのは大変なので、強度を10段階で分類するだけでかまいません。「1〜10」のうちの「1」レベルの小さな怒りの段階で気づけば、大きな怒りになる前に対処することができます。

怒りは、自分自身を燃料にして燃やす炎のようなもの。大火事はなかなか消せませんが、小さな火であれば消すのは簡単です。自分がどの程度の怒りを感じているのかを自覚すると、コントロールしやすくなります。

いま、怒りはあるか？　あるとしたらどのレベルか？　と問いかけることを1週間意識すると、怒りのセンサーが磨かれていきます。すると、それまで気づかなかった「微細な怒り」にも気づけるようになり、怒りが爆発することが減っていきます。

怒りのレベルが小さいうちに気づけるセンサーを持とう

上手な怒りの伝え方

「自分」が「怒り」と同一化したままだと、相手に向ける言葉は攻撃的になります。

「本当にあなたはだらしない。いつも遅くに帰ってきて！」

こんな風に言われたら、どう感じますか？ おそらく言われた側にも「付き合いだからしょうがない」とか「仕事が終わらなかったから」とか言い分があるでしょう。「にもかかわらず、攻撃されている。批判されている」と感じてしまうはずです。

では、同じシチュエーションでも、こんな風に言われたらどう感じるでしょうか。

「あなたの帰りが遅くて私は寂しい。夕食を作ったんだから一緒に食べたかった」

印象はだいぶ違いますよね。

「正しさ」ではなく、自分の「本音」を伝えているだけですが、「攻撃されている」「批判されている」という感覚はだいぶ薄れると思います。

前者は、二次感情である「怒り」で表現しています。

後者は、一次感情である「寂しさ」を感じているという事実を伝えているだけです。

また、前者は「あなたはこうだ」と主語が「あなた」なのに対し、後者は「私はこう思った、私はこう感じている」という「私」を主語にしたメッセージだということです。

「私は〜」のほうが、相手との境界線の向こうにずけずけと入り込まない分、相手にとって抵抗が少なくなります。

一方、「あなたはこうだ」と言われると、勝手に評価され、レッテルを貼られているように感じて、抵抗したくなります。


人は、変えようとされることに対し、無意識のうちに、変えられないように反発したくなります。だから自分の正しさ、怒りの感情で、相手を変えようとしても逆効果になることが多いようです。

相手に対して怒っていても、それを伝えるときには、相手への怒りや自分の正しさではなく、怒りの背後にある自分自身の感情――傷つきや悲しみ、寂しさ――などの素直な気持ち（一次感情）や欲求を、自分が感じていることとして伝えるようにしましょう。自分の弱いところや情けないところをさらけ出すことで、相手も心を開いてくれるかもしれません。

といっても、これは「勇気」がいることです。「自己受容」ができていないと、本音を告白することはできません。なぜなら、一次感情を伝えるということは、自分の弱さをさらけ出すことだからです。相手が聞いてくれない、わかってくれない場合、さらなる「悲しみ」「寂しさ」を感じることになります。

でも、だからといってこちらが自分の弱さを隠し、武器（怒り）や鎧（よろい）（正しさ）で武装し続けるのは疲れます。その相手と豊かな関係を築くことも難しいでしょう。

相手と深くつながりたい場合は、武器（怒り）や鎧（正しさ）は脱ぎ捨てて、こちらからハートをオープンにしてみましょう。

「あなたは～だ」と、相手を〝攻撃〟していませんか？

内側に意識を向けると気づけること

「怒り」を受け流すには、まず自覚することが大切です。

自分が怒っていることに気づいたら、意識を内側に向けていきましょう。呼吸や体の感覚を注意深く観察していくと、

ドキドキして脈拍が速くなっている。

呼吸が浅くなっている。体が熱くなり、汗が出ている。

ということに気づくかもしれません。

このような生理反応に気づいたら、

「怒り」

とラベリングしてみてください。怒りという感情と距離を取るだけでも、怒りがスーッと引いていく感じがすると思います。

これに慣れてきたら、さらに一歩踏み込んで内省していきましょう。

イライラを感じたら、「怒り」とラベリングして、

「自分は怒りを感じているんだな」

とそのまま受け止めるとともに、内側に意識を向けるようにするのです。つまり、そのとき頭の中で考えていたことにも注意を向けるのです。

たとえば、街でばったり高校時代の友人に会って、声をかけたのに、返事がなかったとしましょう。

ここまでは、ニュートラルな事実ですよね。

ただし、この事実をどう解釈するかは、人それぞれです。

「聞こえていない振りをされた」と解釈し、「嫌いになったのかな」と悲しくなる人。

「アイツ、無視しやがって」とイライラする人。

「聞こえなかったのかな」と解釈し、何も反応しない人。

悲しくなったりイライラしたりするのは、「声をかけたけれど返事がなかった」という事実が原因ではなく、自分自身が「どう解釈したか」によるのです。

そして「なぜそう解釈したのか」と考えると、自分が日ごろから無意識のうちに行っている思考の癖や、自分に対する思い込み（セルフイメージ）に原因があることに気づきます。

インドに行っていた頃に友人たちが「自分のことをバカにしているんじゃないか」と〝妄想〟したと、先ほど私の体験を紹介しました。

イライラしたときに自分の内側に意識を向けることで思考の癖に気づけたのです。そして私の場合、気づいたことで無駄にイライラすることが減りました。

出来事ではなく自分の解釈がイライラさせている

事実と解釈を分ける

内側に意識を向けるときに大事なのが、「事実」と「解釈」を分けるということです。

先ほどの「ばったり出会った友人に声をかけたのに、返事がなかった」というのは、無色透明の事実です。「良い」も「悪い」もありません。

ところが、無色透明であるはずの事実を、「聞こえていない振りをされた」「無視しやがった」と考えるのは、解釈です。そして、その解釈によって嫌な気持ちを味わっているのです。

事実と解釈を分けるには、自分が「……って思った」と、リアルタイムに気づかなければいけません。返事がなかったという出来事は「事実」ですが、出来事に対して思った内容は「解釈」であり事実ではありません。思った瞬間に、「……って思った」と気づくことができれば、事実と解釈がごちゃ混ぜになるのを防ぐことができます。

これができていない場合、解釈したことを「真実」かのように思ってしまいます。「聞こえない振りをした」「わざと無視した」のが真実だと思ってしまうために、悲しくなったりムカついたりするわけです。

もちろん本当に聞こえない振りをされたのかもしれません。わざと無視されたのかもしれません。でも、ただ聞こえなかっただけかもしれません。真実はわかりません。

解釈を真実だと思い込むと、物事を〝ゆがんだフィルター〟を通して見ることになります。フィルターがゆがんでいると過剰にストレスを感じます。

「夫は浮気しているんじゃないか」という前提で相手を見張ると、どんどんあやしく見えてくるものです。

同じように「あの人は私のことを嫌っているんじゃないか」「私の敵だ」と思って相手の言動を見ていると、敵っぽいところばかりが目に付くようになるでしょう。

これでは、ゆがんだ世界を見ていることになるので、ニュートラルな状態に戻してあげる必要があります。

ゆがんだフィルターをはずそう

〝後から〟の気づきでも大丈夫

イライラ・ムカムカしたときに「怒り」とラベリングするにしても、事実と解釈を分けるにしても、必要なのは「気づく」ということです。

ただ、最初のうちは「今、……って思った」とリアルタイムに気づくことは難しいと思います。そういう場合は、後からの気づきでも構いません。

私自身、妻との会話の中でたびたびイラッとする時期があり、「どういうときに怒るのか」を紙に書き出してみたところ、怒りやすいシチュエーションがあることに気づきました。

妻が人前で私にツッコミを入れるようなとき、私をネタにして笑いをとろうとしたとき、「女は男を立てるもんだろ」と思い、イライラしていたのです。

妻はハッキリものを言うタイプで、そのこと自体は彼女の魅力の一つだと思っています。

にもかかわらず、人前でハッキリと言われるとイラッとして、「ちょっとあの言い方はないんじゃない?」「男をバカにしてる感じじゃない?」と、後からケンカになることもありました。

「どうしてそういう風に思ってしまうのかな」と考えたときに思い当たったのが、自分が生まれ育った九州という環境でした。九州という土地柄、亭主関白で「女性は三歩下がって黙っていろ」という人が周囲に多く、私自身、それが当たり前と思って育ちました。

上京してからの私は、亭主関白なんて古い、むしろ嫌だなと思っていました。

ところが、嫌な気分になっているときには「女は男の言うことを聞くべき、夫を立てるべき」といった考え方が、無意識のうちに湧いていたことに気づいたのです。

どんなときに怒りやすいか、書き出してみよう

「親のせい」「環境のせい」から解放できる

嫌な気分になっているとき、自分が否定しているはずの亭主関白な考え方に陥っている——。私はそれを、「亭主関白モード」と名付けました。そして、自分が「亭主関白モード」に入りそうになったら、心の中で論破していくようにしました。

「いまどき亭主関白って、古いよね」

「（妻の）こういう性格のおかげで助かっているところもあるし」

最初は意識して、そんな風に論破していくようにしたところ、イラッとはしても、言葉がきつくなったり、ケンカ腰になったりすることはなくなっていきました。何度かくり返すうちに、妻のツッコミがあまり気にならなくなりました。また、同時に「こういうことを言われると馬鹿にされているようで、なんとなくイライラする」と伝えたので、妻の側も、そういった発言を控えたということもあるでしょう。

小さなイライラが蓄積すると関係性は悪化します。受け流せない場合は適切に伝えること

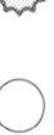

とも大事です。長期的に良い関係を築いていきたい相手とは、イライラのパターンをシェアしておくといいと思います。私の場合、内側の反応を変えて、相手にリクエストしたことで、ケンカが激減しました。

私の「亭主関白モード」が、私の意識とは関係のないところで身についてしまっていたように、思考の癖は自ら選び取ってきたものというより、生まれ育った環境、コミュニティーに大きく影響を受けます。その無意識の癖（思い込み）が、自分の理想を実現する上で障害になっているとしたら、その思考と距離をとったほうがいいのです。

親や育った環境による根深い呪縛からも、意識化をくり返せば解き放つことができます。

さらに、その思い込みが、いつ、どうやってできたのかを考えてみるのもおすすめです。その癖を自覚し、由来や発生起源を知っておくと、さらにその心の癖と距離をとることが容易になります。「なんでかわからないけど、イライラしちゃう」の、「なんで？」の部分を自覚できているとイライラしにくくなるのです。

無意識から生まれている自分の「怒りのパターン」を知っておこう

気づくスピードを速める

怒りを完全になくすことはできませんが、気づきをくり返し、そのスピードと精度を高めることで、心の切り替えは上手くなります。私が自分の怒りのパターンに気づいて、妻ともシェアし、思い込みを書き換えることができたのは、すでに紹介したとおり、「どういうときに怒りやすいか」を紙に書き出したことがきっかけでした。

怒りのパターンを書き出すことは、気づく手助けになります。その際、「どれくらいの強さの怒りだったか」「なぜ怒りが湧いたのか」「それはいつからか」まで書き出すと、さらに頭の中が整理され、自分の心の動きを客観的に観察することができるでしょう。

夜寝る前に、紙や携帯のメモ機能に、そのときの感情や生理反応、考えたことや、とった行動などを書き出してみるのもおすすめです。一日を振り返って「あのとき怒りを感じていたな」と気づく〝後からの気づき〟をくり返していくうちに、気づくスピードは速くなります。私は、お腹が空いて血糖値が下がったときや、渋滞などで何時間も同じ姿勢で座っているときにイライラしやすいようです。

このように、自分の怒りのパターンを自覚していると、自分の態度や言葉に怒りの感情がにじみ出たことで「あっ！」と気づいたり、イライラし始めて1分ほど経って気づいたり、イライラし始めた瞬間に気づいたり。そうしたことをくり返しているうちに、自分の怒りのパターンがわかり、「あ、またいつものパターンだ」と、怒りが湧きそうになることを〝予感で気づく〟こともできるようになります。

自分がどういう状況になるとイライラしやすいのか、何を言われたら怒るのかを知っておくだけで、同じような状況になったとき、意識的にマインドフルネスのスイッチを入れることができます。

また、事前にそういった状況を避けることもできます。

まずは後からでいいので、気づくこと。それをくり返すことで、怒りに振り回される回数が確実に減っていくはずです。

寝る前に、その日感じた怒りを振り返って書き出してみる

「…べき」が出たら、ゆるめる

私たちはどんなときに怒るのでしょうか？

それは、自分の思い通りにならないときです。

そして、そこには「〜するべき」という思いがあったりします。

例えば、「子供は学校に行くべき」「社会人として礼儀正しくするべき」「何かしてもらったら、感謝するべき」など。つまり、「私は正しい。相手は間違っている」とジャッジしているのです。

「妻は旦那を立てるべき」「妻は旦那の言うことを聞くべき」という亭主関白的な考え方が、イライラを作っていたと書きましたが、この「…べき」が人間関係を悪くさせていることはよくあります。

「…べき」をまったく持たない人はいないと思いますが、強すぎたり、多すぎたりすると、自分に対してもあれこれジャッジすることになり、窮屈（きゅうくつ）になります。

さらに、「…べき」というルールから外れた人、出来事に遭遇するたびに、「あ、またルールを破られた！　ありえない！」と反応するため、イライラが増えてしまいます。

「常識的に考えて〜」

「まともな人間なら皆〜だ」

といった考え方も根っこは同じです。

誰しも自分の中に独自の「憲法」のようなものを持っているのですが、それが強くなりすぎると、その枠から出たものに出くわしたとき、反応的に、イライラしてしまいます。

「あの人は失礼だ」

「あの言い方はおかしい、やめたほうがいい」

と朝から晩まで、五感で触れる対象すべてに怒り続けることになるのです。

だから、自分の内側にある「…べき」が強かったり多かったりする人は、内側の規範を緩めていくことが大事です。もしも「〜であるべき！」「〜しなきゃならない！」と強く思っていたら、

「そうできないときもあるよね」

と、頑(かたく)なな心を緩めていきましょう。

「〜するべき」から、「〜できたほうがいいけど、できないこともあるよね」と考え方を柔軟にしていきましょう。

「完璧主義」の人や、常に「正しさ」を主張し、周囲を裁き続ける人は、しょっちゅうイライラすることになります。他人のマナーやルール違反が目につくようになって疲れます。マナーやルールを守ることはもちろん大切ですが、自分以外の人間の行動を変えることはできません。

そもそも、この世に完璧な人などいません。自分が正義の味方になっている限り、周りから悪人が消えることはありません。心の中の裁判が終わりません。

心の平安を得たければ、正しさを手放し、善悪の判断をやめること。不完全な相手も自分自身も許すことです。

ダメな自分をまるごと許してあげると、他人に対してもおおらかな眼差しを向けやすくなるかもしれません。

「…べき」が強いと一日中怒っていることになる

思い通りにならない状況は「自己受容力」を深めるチャンス

自分の思い通りにならない状況に出くわしたとき、そのイライラや悩みを解決する方法は二通りあります。

一つは、自分の思い通りに外側を変えること（doing モード）。

二つめは、自分の思い通りにならないことを受け容れること（being モード）。

どちらを選択するかを見極める秘訣は、「これは自分で変えることができるだろうか？」と問いかけることです。つまり、「自分が影響を及ばせる範囲はどこまでか？」、その境界線を適切に見極めるのです。

もしも答えが「イエス（＝変えられる）」ならば、そこは doing モードで変えていきましょう。

でも答えが、「ノー（＝変えられない）」なら、それを being モードでありのまま受け容れます。

そんな風に、「変えられること」は変えていき、「変えられないこと」を受け容れて、心の平静さを保つと、無駄に怒ってエネルギーを分散させることが減ります。

例えば、渋滞にはまったとき。急ぎの用事があるのに動く気配がないとイライラしますよね。当たり前ですが、自分では渋滞をどうすることもできません。焦ったり、もがいても、空回りするだけです。嫌がり続けてもストレスが増すだけ。変えられないものは抵抗せずに、受け容れましょう。

でも逆に、変えられることもあるはずです。例えば、深呼吸をする、待っている相手に連絡する、好きな音楽を聴いて気分を変える、などなど。自分の意志で変えられることは積極的に変えていきましょう。

このように「変えられるもの」と「変えられないもの」を見極めることで、無駄なイライラが減り、自分が影響を及ぼせる範囲にエネルギーを使うことができます。

渋滞の他にも、天気や景気、他人、すで終わった過去のことなどは、自分の力で変えることができません。では、そのような変えることのできない、思い通りにならない状況に遭遇したとき、その状況をどう捉えたらいいのでしょうか?

「自己受容力を深めるチャンス」と捉えるのも良い方法です。例えば、電車が遅れたときや、子供が学校に行かないとき、仕事の約束が突然キャンセルになったときなど。その焦りや不安、恐れ、悲しみなど、湧いてくる感情をジャッジせずにありのまま受け容れていく練習と捉えるのです。

もしも、「最悪！　なんで私がこんな目に」と被害者意識に囚われたり、「これからどうなってしまうのだろう」と将来に対して不安になったら、次の言葉を唱えるのもいいでしょう。

人生で起きることはすべて、必要、必然、ベスト

この逆境によって成長できる

こんな風に捉え直すと、受け容れやすくなります。私は、「たとえ今の自分には理解できなかったとしても、すべての出来事は何か深い意味があって起こっている」と思うようにしています。「自分の想像を超えたところで、大きな運命につながっていて、今はあえてそれを体験している」と捉えるのです。そう考えると、どんな状況でも被害者意識に凝り固まらず、主体的に物事と向き合うことができます。

そもそも、すべての物事が思い通りに進むことはありえません。

思い通りにならない状況に出会ったら、前述のように視点を切り替え、「思い通りにならないことを受け容れることで、自己受容力を深めている」と捉えるようにしたら、私自身も受け容れやすくなりました。

物事がうまくいっているときには、自己受容力は深まりません。思い通りにいかないときこそ、自己受容力を深めるチャンスなのです。

これは瞑想にも、ヨガの実践にも当てはまります。

向上しよう、深めようとする意欲は大事です。でも、心が静かになるか、その筋肉が緩むかどうかは、最終的には、コントロールできません。

人事を尽くしたら天にお任せする。受け容れる。コントロールを手放したとき、結果として、瞑想もヨガも深まるのかもしれません。

うまくいっているときには自己受容力は深まらない

「…べき」を否定しなくてもいい

怒りの裏に「…べき」が見つかったら緩める、書き換えるということを書きましたが、必ずしもそうすべきということでは決してありません。

時には、「…べき」によって大事な価値観を再確認することもあります。

私の経験を一つ、紹介しましょう。

インドに行っていたときのこと。ヨガや瞑想をいろいろなところで体験していたのですが、インドの人たちは、音楽や照明にあまりこだわらないんですね。

音楽を一切使わなかったり、使ったとしても音が割れていたり、そしてヨガが終わったらプチッとカットアウトしたり。照明も、いきなり蛍光灯がパチンとついて、パチンと暗くなるという大雑把な感じでした。

最初の頃は、「雑！　ありえない！」と思って、イライラしていました。

でも、「なぜイライラするのか」と考えれば、私自身が繊細な空間づくりを大事にしているからに他ならないのです。

一方、インドの人たちは、ヨガを行う上で、音楽や照明などの空間については特に気に留めていません。だから彼らはまったく気にならないんだと理解し割り切ったら、パチンと照明がつこうと、プツンと音が切れようと、いちいち反応しなくなりました。

嫌悪の反応をしそうになったときに、自分の内側を見てみると、自分自身が大事にしたい価値観が反応していることがあります。イライラするのは、価値観のセンサーが発動したとき。イライラしたことによって、自分で大切にしたいことや価値観に気づくことがあります。

今でも私自身は、ヨガや瞑想のクラスでは音楽や照明の扱いには気を配っていますが、私が大事にしたいから大事にしているだけのこと。

「私はそういうところを大事にしたいんだよね」と認めるだけで、「ありえない」と思うような場面でも、むやみにイライラしなくなります。

自分が大事にしている価値観に気づける面もある

違いを受け容れると「心の器」が広がる

「…べき」というルールは、人それぞれ違います。その違いを受け容れ、気にしないようにするのも、一つの対処法です。

これもインドに行っていたときの話ですが、銀行のＡＴＭや駅のチケット売り場など、人がたくさん待っているのに、インド人はどんどん横入りしてくるのです。

「こっちはちゃんと並んでいるのに。ありえない。何を考えてるんだ！」

またもや苛立ちました。異国の地でお金がおろせないという不安、列車に乗れるのかという不安などもあり、私はとにかくイライラしていました。横入りするインド人を睨みつけていたほどです。

ところがあるとき、ふと、

「あ、彼らには並ぶという習慣がないんだ。すき間があったら入るのが当たり前なんだな」

と気づいたら、イライラしなくなりました。それどころか小さなすき間にも入っていき、隙間があれば入れてくれる彼らのことがかわいく思えてきました。

「ちゃんと並ぶべき」は私のルールです。インド人にはそれがないだけだとわかりました。反対に、インド人からみたら「ありえない！」ということを、私もしていたかもしれません。

これはどっちが正しいかではなく、ただ文化や価値観が違うだけ。

自分と違う文化や価値観を認め、許し、その違いを楽しめるようになると、人間関係でイライラ・ムカムカすることが減ります。

こうしたルールの違いは、同じ日本人同士でも多々あります。むしろ、日本人同士のほうが「わかっているだろう」「同じだろう」と思う分、やっかいかもしれません。

人それぞれ、「…べき」は違い、大事にしているところとアバウトでいいところ、気になることと気にならないことは違います。その違いを受け容れることは、誰かと一緒に何かを行う上では、欠かせないことだと思います。

価値観や常識の全く異なる国に行くと、あまりにも当たり前になっていて気づかなかった、自分の国の価値観や常識を知ることができます。
同様に、価値観の違う他人と一緒に住むことでも、あまりにも当たり前になっていて気づかなかった、自分の価値観や常識を知ることができます。

どちらが正しい、どちらが優れているということではなく、ただ違うだけ。
善悪ではなく、優劣でもなく、ただ個性があるだけ。
そんな風に違いを認め、受け容れ、許すことで、心の器も広がっていきます。
様々な出来事、人間関係を通して、自分自身を知り、成長していくのかもしれません。

相手が持っている「…べき」は自分とは違う

どう考えても自分が正しい…そんなときには？

自分の感情とちょっと距離を取って客観的に見つめたら、「自分の見方や考え方に偏りがあった」と気づくこともある一方で、

「客観的に見ても、どう考えても自分は間違っていない！　相手が間違っている！」と思うときもありますよね。「自分は間違っていないのに…」と思えば思うほどに、怒りは大きくなるものです。

もちろん、その正しさを主張することもできます。裁判のように、「あなたは間違っている。私は正しい」と主張することが必要な場面もあるでしょう。

でも、心の平安を得たければ、場合によっては〝裁判〟はやめて、「正しい・間違っている」というジャッジごと手放して、相手といい関係性を築くことを選択する、自分が平和でいられるほうをあえて選択することも、とても大事なことだと思います。

大切なのは、その場であなたが「どちらを選択したいか」です。

正しさを主張しなければいけない場面もありますが、親しい人との関係で、たとえば夫婦やカップル、友人と旅行の最中に、ちょっとしたことからケンカになったとしたらどうでしょうか。その場でいちばん大切なことは何かと考えると、「素敵な思い出をつくること」ですよね。

その最優先事項を台無しにしてまで、

「いや、あのときあなたは絶対にこう言った！」

などと、「自分の小さな正しさ」を押し通すべきか。

仲良く過ごすことを優先したいのであれば、どう考えても正しいとは思っても、話題を変えたり、「そうだったかもね」「どっちでもいいか」なんて言って、丸く収めることを選ぶこともできるのです。

考えれば考えるほど、自分が正しいと思ってしまいます。そんなときは考えるのをやめて、善悪の判断を手放して、自分の目的、大切にしたい価値観を思い出しましょう。

正しさが大事か、仲良くすることが大事か、どちらも選べる

評価を手放して、マインドフルに聴く

相手といい関係を築きたい、穏やかな毎日を過ごしたいと思いつつも、つい、相手の間違っている部分ばかりが目についてしまう人は、もしかしたら、理性ばかりが働いているのかもしれません。

心には、「マインド」と「ハート」の二つの領域があります。わかりやすく言えば、「考えること」と「感じること」。あるいは「理性」と「感性」と言い換えることもできます。論理的に考えたり、計算したり、損得を考えたりするときに働くのはマインドで、五感で感じたり、感動したり、ドキドキ・ワクワクしたり、直感を働かせたりというのはハートのほう。

どちらも大事ですが、私たちは、学校教育でも仕事でもマインドのほうを鍛えられているので、普段の生活の中でも合理的に論理的にジャッジしがちです。だから、間違っていること、非合理的なことを見つけると、「え、なんでこうなるの?」「どう考えてもこうだ

よね?」「あなた、間違ってるよ」という言い方になってしまうのです。

正しさよりも関係性が大事な場面でジャッジしていることに気づいたら、「マインド」を働かせて相手の言動や思考をみるのではなく、「ハート」を働かせて「相手が感じていること」に意識を向けてみてください。そうすれば相手の本当の感情や欲求に気づき、

「ああ、こうしたかったんだな」

「これが嫌だったんだね」

「その気持ち、わかるよ」

と、共感することができるでしょう。

評価や判断を入れず、相手が感じていることを、受容的に共感的に聴く――。これを「マインドフルリスニング」(心理学的には「傾聴」)と言います。

人との関係を築くには、こうした聴き方を意識してみると、長期的に良い関係を築けると思います。

善悪や合理性を、ときにはあえて手放す

共感されて「他者受容」されると、感情は成仏する

マインドフルリスニングで大事なのは、評価や判断を入れないことです。

「ああ、そう感じているんだね」「そう感じるのは当然だよ」――と、受容していく。

ただし、自分自身を受け容れること（自己受容）ができていないと、他者を受け容れること（他者受容）もできません。

なぜなら、相手が抱えている感情や欲求は、自分の中にもあるものですが、自分を受け容れられていなければ、相手にも「もっと前向きに考えろよ」「そんなんじゃダメだよ」などと言いたくなってしまうからです。

自分のネガティブな感情にもしっかり向き合って受容している体験があれば、「それは悲しいよね」「それは怒りたくなるよね」と、相手の悲しみや怒りにも共感することができます。そして共感されて、他者に受容されると、その感情は成仏していきます。

感情は、自己受容でも他者受容でも成仏していくのです。

ところが、特に男性は、私もそうですが、相手にアドバイスをしたくなるのではないでしょうか。ただ受容してほしいときに、正しさや善悪で判断されると、相手の感情は成仏していきません。

特にパートナーなど長く付き合っていきたい人との関係では、他者受容が大切です。

相手が落ち込んでいるとき、ストレスや怒りを抱えているときには「それは大変だったね」「それは嫌だったね」と共感をしながら聞いてあげると、相手の感情は癒されていきます。

逆に、相手がただ話を聞いてほしいときに、ジャッジをしてしまったり、新聞やスマホを片手に聞き流してしまったりすると、相手は受容されていないと感じ、関係が悪化することもあります。

私も、仕事が忙しく余裕がないときなどはできていませんが、お互いに相手に注意を向けてマインドフルに聴くことを心がけると、信頼を築くことができるように感じています。

信頼を築くコツは、マインドフルに話を聴くこと

怒っている相手との向き合い方

相手が怒っている場合はどうでしょうか。

誰だって怒りを向けられるのは嫌なものです。

相手の怒りに対する対処法も、基本的には自分の怒りへの対処法と同じです。

まずは「怒られてムカついている」「凹んでいる」自分自身のお世話をしてから、相手の怒りの根っこにある感情にも気づき、それに共感していくようにします。

先ほどもお伝えした通り、怒りは「アクティングアウト」の一種です。

「アクティングアウト」とは、自分では抱えきれない感情や、直面するのに耐えられない感情を、無意識のうちに行動にして表すこと。

また、すでにふれたように、怒りは「二次感情」とも言われます。怒りとは、「自分が被害に遭っている」と感じているときに湧いてくる感情です。怒りの裏側には、何かが傷つけられた、減った、あるいは傷つけられそうだといった「傷つき」があります。

その傷つきを想像して、いま自分に対して怒っている人は「傷ついている人」「困っている人」「苦しんでいる人」なんだ、と捉えることができれば、相手の怒りに過剰に反応することはなくなります。

相手が怒りの感情に巻き込まれて言ったこと、やったこと（doing）を見るのではなく、相手の表情やしぐさ、まなざしなどを観察し、その怒りの内側にある感情（being）を想像してみてください。相手の視点に立って、内側にある不安や悲しみといった傷つきに共感するようにすれば、相手の怒りに反応して湧き起こったムカムカやイライラは弱まり、思いやりが湧いてくるかもしれません。

いずれにしても、怒りに対して怒りを表現するのは、あまり意味がないことです。

「相手も自分と同じように、悩みや苦しみから解放されて幸せになりたいと思っている。そういう部分では自分と同じなんだ」。そんな風に捉えれば、怒っている相手にも共感できる部分があるのではないでしょうか。

怒りに怒りで応じても…

私が「怒る役」をやらざるをえない…

「毎回、怒る役をやらされている」という人もいるかもしれません。

会議にいつも遅刻してくる同僚に、誰もきちっと注意しない。仕方がないので自分が毎回〝言う係〟になっている。好きで怒っているわけではないのに、周りからは「口うるさい人」と思われている気がする。その空気にさらにイライラする——など。

日本人は調和を大事にするので、協調性がある一方で、自分の意見を言わないというデメリットもあります。だからこそ、ちゃんと言うべきときに言うべきことを言う人が浮いてしまうこともあるでしょう。

そういう風土がもともとあるということは踏まえたうえで、一つ言えるのは、「私が怒らなければ誰も怒ってくれない」ということはない、ということです。

働きアリも、全体の2割がよく働き、6割は普通に働いて、残りの2割はさぼっていて、さぼっている2割のアリを集めてもそのうちの8割が働き始め、2割はさぼるという割合は変わらないそうです。

自分が怒らなければ場が回らないと思うかもしれませんが、あなたがやらなければ、おそらく他の誰かがその役をやってくれるはずです。

そう思っても、「やっぱり私が怒らなければ」と思うのなら、自分自身が、怒らずにいると気になるために、自ら怒る役を選んでいるのでしょう。要するに、怒りたいから怒っているのです。

どんな状況であれ、選んでいるのは自分。

「怒らされている」のではなく、「自分が怒っている」のですから、別の選択肢を選ぶこともできるのです。

自分が怒らなくても、誰かが怒ってくれる

あの人に言われるとカチンとくる…のはなぜ？

同じことを他の人に言われても平気なのに、あの人に言われるとカチンとくる。
同じことを他の人がやっても気にならないのに、あの人の行動は癪（しゃく）にさわる。

そんなこと、ありませんか？

ここまで読んだ方はなんとなくおわかりかもしれませんが、それは、あなたの内側に反応しているものがある、ということです。なぜなら、他の人が同じことを言っても、やっても腹は立たないのですから。

考えられる原因の一つは、過去の記憶の蓄積です。過去にその人にやられた嫌なことが、「この人は嫌な人だ」「この人はずるい人だ」といった印象をつくり、その先入観を持ったまま、相手の立ち居振る舞いを見張っているのです。まるで指名手配犯の写真を持って待ち構えている刑事のようなものです。

過去に何度か嫌な体験があると、「またそういうことがあるんじゃないか」と身構えてしまうことでしょう。そして、そうやって見張っているので、「やっぱり嫌な人だ」「やっぱりずるい人だ」と、嫌な面ばかりが目についてしまうのです。

生まれたばかりの赤ちゃんは、あるがままの世界を見ています。でも私たちは、いろいろな体験をするなかで、たくさんの記憶が蓄積され、その印象を通して、色眼鏡をかけて世界を見るようになります。そして、「こういう時はこうなるんじゃないか」「こういう人は絶対こうに違いない」と推測して見張っているわけです。

特に消化されない怒りが心にたまっていくと、色眼鏡はどんどん濃くなって、「また何かしでかすんじゃないか」と常時見張っているようになります。

相手に対する印象や先入観を持つことで、自己防衛ができることもあるかもしれません。でも、ありのままのその人を見ているわけでは決してないということも、覚えておいてください。

過去の記憶に「反応させる」何かがある

うらやましさが怒りに変わることも

あの人にされた嫌な体験が色眼鏡をつくり、「またか」「やっぱり」と見張っているだけではなく、「嫌いだったあの人に似ているから悪い印象を持っている」ということもあります。

「なんとなくあの人苦手」と思っていたら、嫌いだった昔の上司に似ていた、厳しかった親に似ていた…など。

ある方は、小さい頃に父親から虐待を受けていて、その体験が重なって、中年の男性がずっと苦手だったそうです。「また同じようなことをされるのでは」という恐怖が、頭の片隅にずっと潜んでいたのでしょう。

また、自分が無意識のうちに抑えている欲求をかなえている人に対して、うらやましさからイライラするということもあります。

たとえば、ハッキリとモノを言う人がいたとしましょう。その人に対して「ふてぶてしい。嫌だな」と自分では思っているつもりでも、その裏には「自分は言いたいことを言えずにがまんしているから、うらやましい」という気持ちが隠れていたりします。

あるいは、会社で定時になると毎日サクッと帰ってしまう人を見ると、「何あの人？ありえない」と、イライラするかもしれません。でもそれは、あなた自身が「早く帰りたい」と思いつつも、がまんしているからではないでしょうか。堂々と帰っているその人のことをうらやましいと思っているからこそ、「何、あれ（私はまだ帰れないのに）」とイライラするのです。

自分自身がその欲求をがまんしていなければ、自分の内側が反応することはありません。そういうときには、「ああ、うらやましいんだな」と、そんな素直な欲求を認めてあげましょう。

そんな気持ちや欲求を認めて、理解するだけでもイライラ・ムカムカしにくくなるはずです。

「うらやましい」と認めるとラクになる

抑えている欲求が反応している

ある女性は、女性らしい服装を身にまとい、男性たちに囲まれてニコニコしているような女性を見かけると、「何あの人！　チヤホヤされていい気になって」といつも嫌な気持ちになっていたそうです。

ただ、あるとき、「どうして嫌な気持ちになるのか」、よくよく考えてみたら、自分自身が女性性を押し込めていつも〝男前〟に振る舞っていたことに気づきました。さらに、「どうしてそう振る舞ってきたんだろう」と考えると、「父親から『男の子が欲しかった』と言われていたからだ」と気づいたのです。

「男の子が欲しかった」という父親の言葉に応えるために、自分の中の女性的な部分が外に出ないように押し込めていたのでしょう。そのことに気づいて、時にはスカートをはいたり、かわいい小物を持ったりして、女性らしく振る舞う自分にもＯＫを出したら、周りのキャピキャピした女性たちのことも気にならなくなったそうです。

私自身も、同じような経験があります。
ヨガを始めたばかりの頃、肉を一切断っている時期がありました。当時は、同じように
ヨガの修行をしている人が肉を食べているのを見かけると、「あいつはまだまだだな。修
行が足りないな」と見下したりしていました。でも、それは私自身が食べたいのにがまん
していたからです。自分の抑えている欲求が反応していたわけです。
「本当は、肉も食べたいよね」
「本当は、私も女性らしくしたいんだよね」
と認めて、さらに「彼（彼女）は、私ががまんしている欲求を思い切り満たしているか
ら、うらやましいんだよね」
と素直に認められるようになると、抑圧していた欲求が浄化され、あまり気にならなく
なります。

「自分もそうしたいんだ」と認めてあげよう

「あの人のせい」では手放せない

イライラを手放したいのに手放せない。

「そんなにイライラしないほうがいいよ」

「引きずらないほうがいいよ」

と言われても、あるいは本で読んでも、「知識」のままでは、なかなか手放せません。

スポーツや武道を学ぶことと同じです。

例えば、合気道の本を読んで、「身体の力を徹底的に抜いてリラックスする」、「相手に反発せずに、相手の進みたい方向に導く。もっとも抵抗が少なく、衝突しない方法でただ受け流す」と頭で理解したとします。

でも、すぐにはできませんよね。それができるようになるには、訓練が必要です。くり返し基本の型を実践して、その動きに必要な筋肉や神経、感覚を養っていく必要があるのです。

瞑想もこれと同じこと。実践をくり返すことで、「気づく力（アウェアネス）」が養われていきます。「気づく力（アウェアネス）」が養われることで、日常生活で瞬時に湧いてくる怒りと衝突せず、受け流すことができるようになるのです。


「今、私は怒りを感じている」

「首と肩が緊張し、呼吸が浅く、鼓動は速くなっている」

「苦しみの感覚が発生している」

このような自分の中の怒りをはっきりと自覚することで、手放しやすくなります。

怒りに反応している自動操縦状態から、
深呼吸する。

考えるのをやめる。

水をゆっくり飲む。

一次感情を受容する。

相手の気持ちになってみる。

もっと気分がよくなることをする。

など「体の状態」や「考え方」や「行動」を変えることで、怒りを受け流すことができるようになるのです。選ぶこともできるのです。

ただし、

「あいつが私を怒らせた」

「この怒りは私の責任ではない」

と思っている限り、怒りを手放すことはできません。

怒りを引きずっているのだとしたら、自分が怒りたくて怒っているのです。怒りの主導権は、他の誰でもなく自分が握っているんだということを忘れないでください。

「この怒りの感情は私の感情だ」と、主体的に捉えることで、はじめて怒りを手放すことができます。

握りしめているのは自分自身。自分の意思でつかんでいるのだから、手放すことも自分の意思で選択することができるのです。

怒りの主導権は、いつも「私」が握っている

どうしても収まらないときの「セドナメソッド」

怒りを手放そうと思っているのに、なかなか手放せないこともあるでしょう。手放したいのに手放せない怒りがあるときには、物理的に「手放す感覚」を味わうという方法もあります。「セドナメソッド」と呼ばれる方法です。

まず、ボールペンを手に持って、ギュッと握りしめてください。ボールペンは手放したい感情（この場合は怒り）の代わりです。

ずっと握りしめていると、痛いですよね。怒りを手放せないのは、そういう状態です。

次に、ボールペンを握りしめたまま、「これを手放しますか？」と自分に質問します。

答えが「いいえ」だったら握りしめたままですが、「はい」だったら自分で掌（てのひら）を開いて手放します。

ボールペンを握っているのは自分なので、自分にしか手放すことはできませんよね。それは感情にしても同じ。

感情は目に見えないので、自分が握りしめていることにも最初は気づかないでしょう。まずは、握りしめていることに気づくこと。そして手放す。

ペンであれば手放せますよね。「手放すか手放さないか」を自問して手放すという、このエクササイズをくり返すことで、引きずっている感情も手放しやすくなります。

もちろん、一度手放してもまたつかんでいる、というくり返しかもしれません。つかんでいることに気づいたら手放す、気づいたら手放す、気づいたら手放す――。それをくり返せばいいのです。感情は目に見えませんが、やっていることはこれと同じです。

無意識に怒りをぎゅっと握りしめていることを自覚したら、意識的に怒りを手放していく。このくり返しで、怒りの自動反応が緩み、やがて消えていきます。

「手放しますか?」と自問する

怒っていたいときには意識して怒る

では、「怒りを感じていることも、自分の鼓動が速くなり呼吸が浅くなっていることも自覚している、それでもまだ怒りを感じていたい」というときはどうでしょうか。

先ほどのセドナメソッドでいえば、「これを手放しますか?」と自分に問いかけた答えが「いいえ」「手放したくない」というときです。

そのときには、意識して怒ることも大事だと私は思っています。怒りを感じている自分を「ダメだ」とジャッジしないで、怒りを手放せない自分を、

「手放せないよね」

「それでいいんだよ」

と、そのまま許すのです。相手の振る舞いがどうしても許せない、この状況にどうしても我慢ならないなど、怒りを手放したくないときもあるでしょう。

私と同じようにマインドフルネスや瞑想、ヨガを実践し、教えている人の中には、「怒

りは良くないものだから、怒らないようにするべき」と教える方もいます。それも一つの考え方ですが、私は、怒りを手放したくないときがあってもいいと考えています。

「それでいいんだよ」と言うのは、相手や状況に対してではなく、自分の怒りに対してです。相手がそういう振る舞いをするのは相手の自由であって、問題は自分の中に怒りが湧いていて、その怒りを手放せずにいることです。しかもその怒りには毒性がある。それでもなお、怒りを手放したくないときがあってもいいと思います。

怒りが大きな力になるときもあるからです。「くそ!」という怒りのパワーでがんばるときがあってもいいと思います。

ただ、やはり苦しくなってくるし、長続きはしないと思いますので、ある程度怒りのエネルギーで突き進んだら、いずれは怒りを手放していったほうがいいと思います。

ですが、それがどうしてもできないうちは、まずは一旦、そんな自分を許してあげればいいのです。

「怒りを手放したくない」という自分も許していい

心の断捨離のヒント

仏教では、「すべては心の現れである」と言われます。私たちが見ている世界はすべて心が投影していて、自分にとって嫌な人は自分の内側にあるものを教えてくれているという考え方です。

私たちは、同じ出来事に遭遇したとしても、一人ひとりがそれぞれ全然違う印象を受けています。それは、全ての人は、異なる五感と意識を持っているからです。

つまり、10人いれば10人の世界があるということです。絶対的な正しさなどなく、人の数だけ正しさがあるということです。心理学者のユングも、「他人に対して感じる〝苛立ち〟や〝不快感〟は、自分がどんな人間なのかを教えてくれる」と述べています。怒りの原因は、一見、相手の言動や外部の環境に原因があるように見えますが、実は自分自身の状態や考え方次第なのです。

実際に、まったく同じことをされても、怒る人と怒らない人がいます。自分の内側で何かが反応しているから怒りが湧いてくるので、何も反応しなければ怒りは湧きません。

怒りを感じたときに、すこし立ち止まって、

「なぜ私は怒っているのだろう?」

「私の中の何が反応しているのだろう?」

と観察してみると、自分の心を理解することができるのです。

とはいえ、「あの人苦手」「なんだか気に入らない」という人や出来事に遭遇するたびに「自分の何かが反応している」と探っていては、自分も疲れますし、ちょっと面倒くさい人になってしまいますよね。ですから、怒りを感じたときに、「もしかしたら自分の中に何かあるのかも」と見ていくと自己理解のきっかけになることもある、くらいに思っておくといいでしょう。

また、自分の内側に反応しているものを見つけたとしても、それを手放したり改めたり緩めたりするほうが、必ずしもいつも良いわけではありません。

前にもふれましたが、大切にしたい価値観を再認識することもあるでしょう。たとえば私は「わかりやすい、伝わる文章を書きたい」という想いがあるので、改行もなく読み手のことを考えていないようなメール文を見ると、小さなイライラを感じると同時に、思わ

ず改行したくなる自分がいます。相手にもその価値観を押し付けるつもりはありませんが、自分の中の「伝わる文章を書きたい」という想いまで手放す必要はありません。それが、幸せに生きていく上で役立つものであれば残していけばいいのです。

一方で、すでに紹介したように、育った環境のせいで知らず知らずのうちに身についていた亭主関白な考え方は、今の自分とパートナーの間ではいらないので、気づいたらその都度手放していけばいい。

部屋の片づけ、断捨離と一緒で「その考え方は本当に正しいのか？」「望む人生を実現する上で、妨(さまた)げになってないか？」と問いかけ、採用するか手放すか決めましょう。

小さいころ大事だったものや、今までの考え方が、今の自分に合っているかどうかはわかりません。大切にしたい物や価値観、考え方も川の流れのように常に変化していきます。大事にしたいものはそのまま大事にし、幸せな生き方や、自由な生き方を妨げるもの、もういらないもの、古くなったものは手放したり緩めたりしていけばいいのです。

〝大事なもの〟が変わることもある

Chapter 3

自分も他人も受け容れられるマインドフルネス瞑想の実践

いつでもどこでもできる「気づき」のトレーニング

ここまで、怒りを脳から消すコツについて紹介してきました。

怒っている自分を認める、「…べき」を緩める、違いを認める、視点を変える、「うらやましい」という感情を認める、あるいは意識して怒る。どの方法が合っているかはその場その場で変わりますが、すべての根底にあるのは「気づく」ということです。

「気づく」ことで、怒りを手放すことができるようになります。反対に、自分が怒っていることにリアルタイムに気づかなければ、呼吸にせよ、行動にせよ、考え方にせよ、変えることはできません。

いま自分は怒っているのか？　怒っていないのか？

もし怒りがあるとすれば、それはどれくらいの強さなのか？

自分がいま何を感じているのか、自覚できればできているほど、感情をコントロールしやすくなります。

そこで、この章では、気づく力を高める実践「マインドフルネス瞑想」を紹介します。マインドフルネス瞑想の目的は「気づく力（アウェアネス）」を養うということです。瞬間、瞬間に意識を向けながら、体の感覚や音、心の働きといった、ふだんは見過ごしがちなさまざまなことに「意識の光」を当てていき、気づく力を養うのです。

瞑想は、これ以上ないほど〝超シンプル〟です。いつでもどこでもできます。ジョギングのように着替える必要もなければ、時間も場所も問いません。

「今、ここ」の呼吸の感覚に意識を集中させると、心がニュートラルな状態にリセットされます。

続けることで「気づく力」が高まり、怒りをはじめとした感情や感覚に振り回されない安定した自分を育てることができます。

いつでもどこでもできる脳と心のトレーニング。それがマインドフルネス瞑想です。

「気づく力」を高めるマインドフルネス瞑想

3分間、瞑想してみましょう

それでは早速、試しに瞑想を行いましょう。
リラックスして座り、姿勢を正して、次の二つをくり返すだけです。

・自分の呼吸に注意を向ける
・呼吸から注意がそれたことに気づいたら、注意を呼吸に戻す

では、本を伏せて、ストップウォッチを3分にセットしてください。
くり返される呼吸に、すべての注意を向けて観察していきます。
さあ、始めましょう。

・
・

いかがでしたか？

呼吸に注意を向けようと思っても、いつの間にか、何かを考えていることに気づいたかもしれません。

でも、心配しないでください。雑念が湧いて全然集中できないというのは、最初に誰もが通る通過儀礼です。くり返すことで集中力が高まり、雑念を手放しやすくなります。

まずはマインドフルネス瞑想がどんなものなのか、なんとなく理解していただくだけで、かまいません。

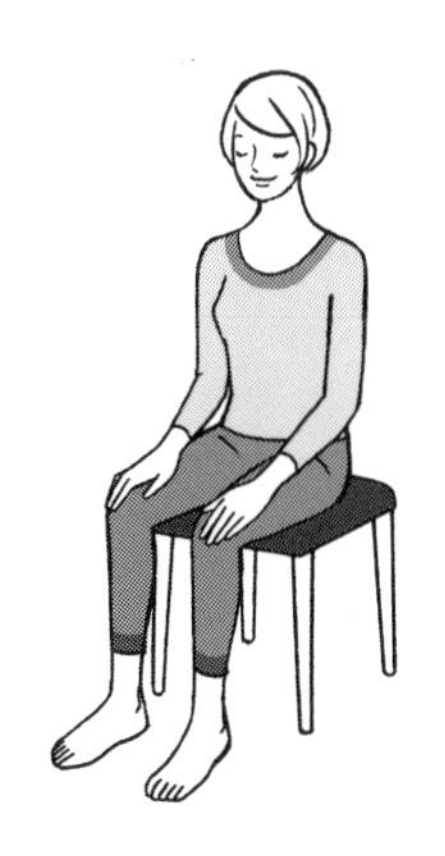

まずは1日3分、呼吸に意識を向けてみよう

心が調（ととの）う姿勢のつくり方

ここから瞑想に適した姿勢をつくる基本をお伝えしましょう。この姿勢の秘訣を知ることで、瞑想が深まりやすくなります。

瞑想に適した姿勢を一言で言うと、「安定」して「快適」な姿勢で座ること。

心、呼吸、体はつながっていますから、不自然な姿勢では心もなかなか落ち着きませんし、瞑想を長く続けることも難しいでしょう。

瞑想は、立った状態でも座った状態でも寝た状態でも行うことができますが、いずれにしても、安定して快適な姿勢をとることが大切です。

その際、重要なポイントが二つあります。

一つは、「背骨を気持ちよく伸ばす」こと。

イスに座って行う場合、背もたれに寄りかからず、骨盤を軽く起こすように座って、まず骨盤を安定させます。そして安定した骨盤から、気持ちよく背骨を伸ばします。

イメージとしては、頭のてっぺんから出ているヒモを誰かに引っ張り上げられているような感じ。あるいは、身長計をぐっと押し上げるような感覚です。座っていても立っていても、背骨と背骨の間にわずかなすき間が空くようにまっすぐに伸ばします。

背骨は、エネルギーの通り道です。つまりのないスッキリとした状態をつくることで、気持ちもスッキリします。

背筋を気持ちよくのばし、上半身の力を抜く

もう一つのポイントは、「余計な緊張を緩める」こと。

息をふーっと吐きながら、首や肩の余分な力、肘(ひじ)や指先の力を抜いていきます。そして、胸を気持ちよく開き、わずかにほほ笑むように顔回りの力も抜いていきましょう。表面の筋肉が緩むと、リラックスして頭の中も静かになっていきます。

理想は「上半身はリラックス、下半身は安定」

東洋には「上虚下実（じょうきょかじつ）」という言葉があります。理想的な体の状態を表した言葉です。上半身はリラックスして力が抜けていて、下半身は力が集まっている状態。この状態が、最もバランスが良く、気の流れもスムーズになり、瞑想にも適しています。

上虚下実の状態に調えるには、次の3点を意識してください。

①骨盤を安定させる

背骨を伸ばすにも、心を安定させるにも、骨盤の安定感がとても重要です。「腰が抜ける」と言うように、驚きや恐怖で心が不安定になると、腰に力が入らなくなります。

具体的には、左右の座骨（ざこつ）に体重を均等に乗せ、下腹と骨盤まわりの筋肉を意識して骨盤を安定させます。腰がしっかりと大地に沈み込んでいくようなイメージです。

②丹田を充実させる
丹田とは「気が集まる」とされている場所で、おへそから指4本分ほど下、下腹の奥にあります。

私たちがやる気に満ちているときには、自然と、おへそが内側に引き寄せられるように腹圧がかかり、腰が上に伸びています。

逆に、丹田を充実させることで、やる気に満ちた状態を再現することができます。

③首の力を抜く
首は急所ですので、怒りやストレスを感じると、つい首に力が入ってしまうものです。

首の余分な力を抜いて、上半身をリラックスさせると、心も緩んでいきます。

骨盤、丹田、首の3点を意識して「上虚下実」の状態に

現代人は上虚下実の正反対になりやすい

私たち現代人は、その生活スタイルから、「上虚下実」とは真逆の状態になっていることが多いと思います。

こまめにスマホやモバイルPCでメールをチェックしていたり、なんとなくネットサーフィンをしていたり、刻々と更新されるSNSを眺めていたり、夜遅くまでテレビやネット動画を見ていたり…。

常に外部からの刺激にさらされ、頭に気が上りやすい生活を送っています。

しかも、座っている時間が長く、移動も電車や車という「歩かない生活」を続けていると、下半身を安定させる筋力が衰えてしまいます。

私たちの生活スタイルは、上半身に気が集まり、下半身が不安定という、上虚下実とは正反対の状態（下虚上実）になりやすいのです。

ましてや、イライラすることの多い人はなおさらです。

「頭に来る」「頭に血が上る」「気が立っている」。いずれも、怒っている状態を表す言葉です。上虚下実とは真逆の状態であることは、言葉にも表れているのです。

とはいえ、生活をガラリと変えることは難しいものです。だからこそ、上虚下実に調える時間を意識的につくることが、心身の安定には不可欠です。

頭に気が上がったら、下腹に意識を向けて呼吸しましょう。特にイライラやムカムカ、ストレスが蓄積されていると、首や顔の筋肉が収縮してしまいます。その収縮を解放してあげる時間を持たなければ、首の力を抜こうと思ってもなかなか抜けなくなり、その体の緊張がさらなるイライラを引き寄せます。

肩、首の付け根、こめかみ、眉間（みけん）、喉の奥の緊張に気づいたら、意識的に緩めるようにしましょう。もし緩みにくいときには、一度筋肉を思い切り緊張させると、その反動で緩みやすくなります。

イライラ・ムカムカは、首や肩の凝りとつながっている

呼吸に意識を向ける。操作はしない

瞑想では、なぜ呼吸に意識を向けるのでしょうか。

呼吸はあまりにも当たり前の感覚なので、ふだんは「呼吸をしている」と意識することはありません。

意識することはありませんが、呼吸を観察すると、自分の心の状態がわかるのです。

イライラしたときには、呼吸は荒く浅く短くなりますよね。逆に、心が穏やかでリラックスしているときには、ゆったりとした長い呼吸になります。

マインドフルネス瞑想では、呼吸を操作することはしません。あくまで気づき（無意識の意識化）のトレーニングなので、呼吸を操作することよりも、「今どんな呼吸をしているのかに気づく」ことが大切です。

呼吸が速いときには、速くなっていることに気づきます。呼吸がゆったりしているときには、ゆったりしていることに気づきます。この「呼吸に気づく力」を養うことで、自分の感情にリアルタイムで気づきやすくなります。

呼吸は私たちとずっと一緒にあります。この世に命をもらって最初の一息を吸って、最後の一息を吐ききって息を引きとるまでずっと一緒です。

また、呼吸は「今、ここ」にある身体感覚です。まるで船が碇(いかり)を下ろすように、呼吸を碇にすることで、心と体を「今この瞬間」につなぎとめることができます。頭であれこれと考えて、どこかに向かおうとするdoingモードから、「今、ここ」の現実をありのまま感じているbeingモードへ切り替えることができます。

日常生活で怒りの感情に気づいたら、呼吸に意識を向けてみてください。ゆっくりと息を吐いて、肺の空気をすべて吐ききったら、鼻からゆっくりと吸い込んで、またゆっくり遠くに息を吐いていきます。

深呼吸を5回くり返すだけでも、心が落ち着き、血圧が下がり、交感神経優位から副交感神経優位に切り替わり、徐々に怒りが落ち着いてきます。

呼吸を観察することでbeingモードに切り替えやすくなる

雑念がわいてもジャッジしない

瞑想をしているときに集中を妨げる一つの要因は、「思考」です。

私たちの頭の中はやるべきこと、考えるべきこと、将来に対する期待や心配、すでに終わった過去の出来事などで常にいっぱいになっています。

瞑想中、呼吸に集中しようと思っても、つい、「あ、今日はあれを終わらせなければ」「昨日の件って、どうなったんだっけ」などと、何かを考えていることに気づくでしょう。

意識が未来や過去に向かうと、集中状態が途切れ、「思考している状態」になります。

「思考」に気づいたら、「妄想」、もしくは「雑念」とラベリングして手放しましょう。

また、五感に触れる感覚や、湧いてくる思いや考えを「判断」することでも、集中が途切れます。かゆみや体の痛みなど、不快な感覚に対して「嫌だな」と判断したり、「あ、今日は調子がいいな」と評価したりすると心が揺らぎ「気づき」のセンサーが弱まります。

マインドフルネス瞑想で大切なのは、いま起こっていることに「気づく」ことです。

「気づき」を連続させるには、ジャッジしないことが大切です。必要以上に嫌がりすぎたり、結果を求めすぎないようにしましょう。

思考や判断が湧いてきたら、気づいて手放す。このくり返しで心が鍛えられます。気づきは遅くても構いません。あれこれ思考した後でようやく「あ、思考していた」とハッと気づくかもしれませんが、気づいた時点で手放せばいいのです。

そしてもう一つ大切なのは、気づいた時点で手放せばいいのです。

そしてもう一つ大切なのは、思考している自分、判断している自分を、

「また他のことを考えていた。ダメだ」

「また判断してしまった、ダメだ」

と、ジャッジしないこと。妄想している自分も、怒っている自分も、ジャッジしないようにしましょう。

思考や判断をしていることに気づいたら、「良い、悪い」の判断はせずに、ただ「雑念」と心の中でラベリングして、吐く息に乗せてゆっくり手放しましょう。

マインドフルネス瞑想の目的は「無になること」ではなく、気づくこと

マインドフルネス瞑想をするときの座り方

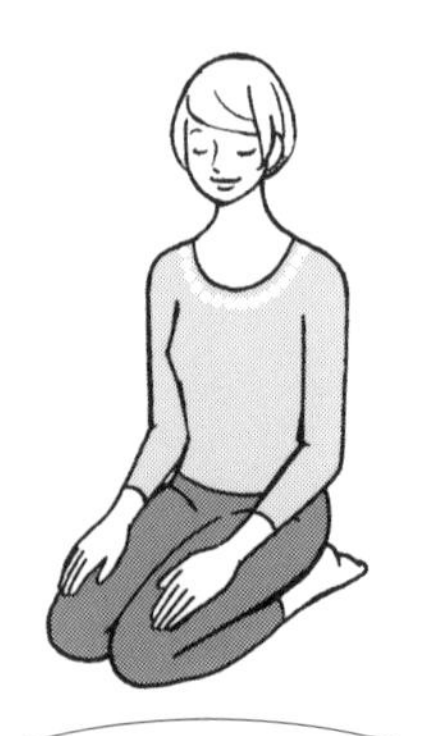

正座

両ひざを曲げて、足の裏にお尻が乗るように座ります。

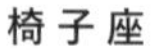

椅子座

背骨をまっすぐに伸ばしやすい瞑想姿勢です。ひざは直角に。両足の裏はしっかり床につけます。背もたれに背中をつけず、骨盤を起こして、浅めに腰かけます。

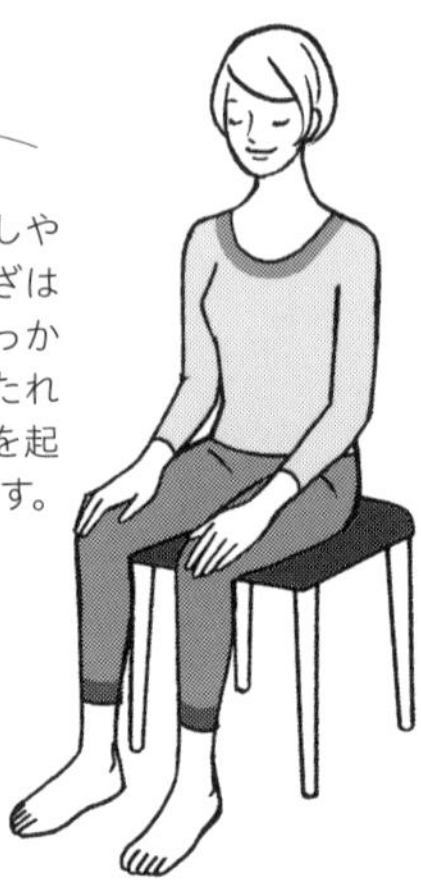

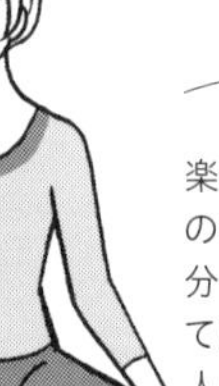

あぐら

楽な瞑想姿勢です。両足のかかとを足の付け根部分に引き寄せるようにして座ります。体のかたい人にもおすすめです。

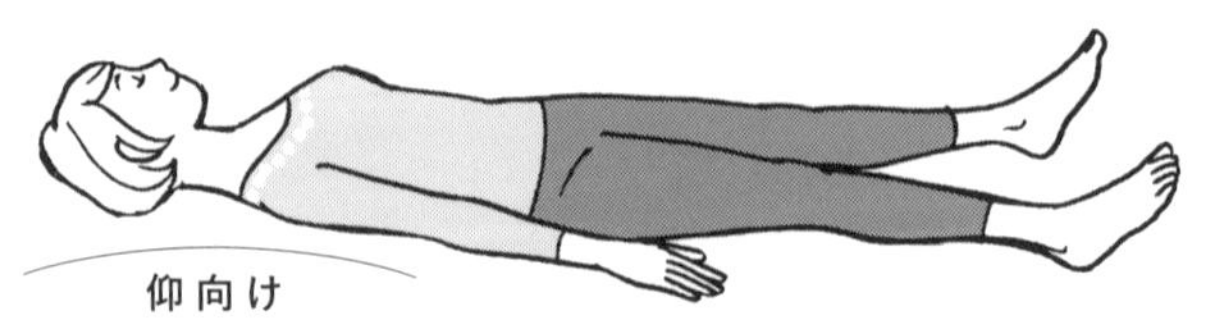

仰向け

ふとんでもマットでもOK。床にしっかり体をつけ、リラックスして仰向けに横たわります。両足は肩幅に開きます。体が冷えないように、温かい服装で、仰向けになります。毛布にすっぽり包まれるようにして、アイピローを目の上にかけると、よりリラックスできます。

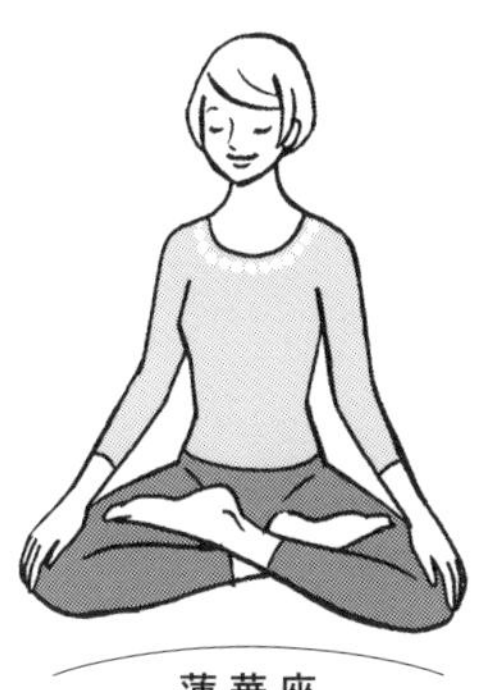

蓮華座

足首・ひざ・股関節がやわらかい方に向いた姿勢です。右足のつま先を左足の太ももの上に乗せ、左足のつま先を右足の太ももの上に乗せます（足はそれぞれ逆でもOK）。

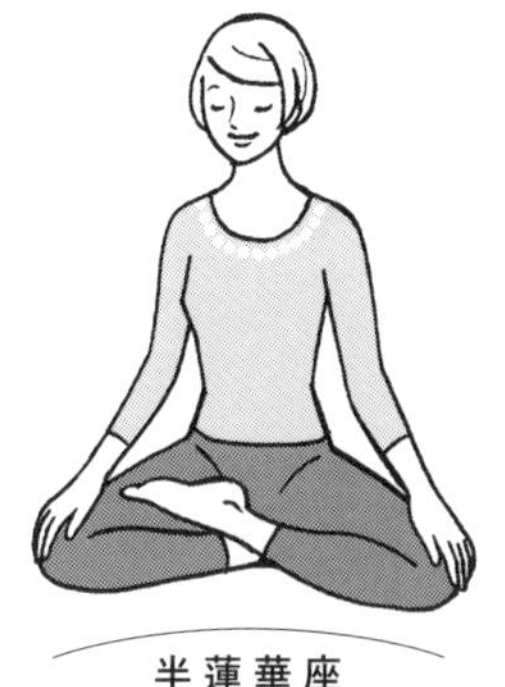

半蓮華座

右足のかかとを左太ももの下に敷きます。左足のつま先を右足の太ももの上に乗せます（足はそれぞれ逆でもOK）。

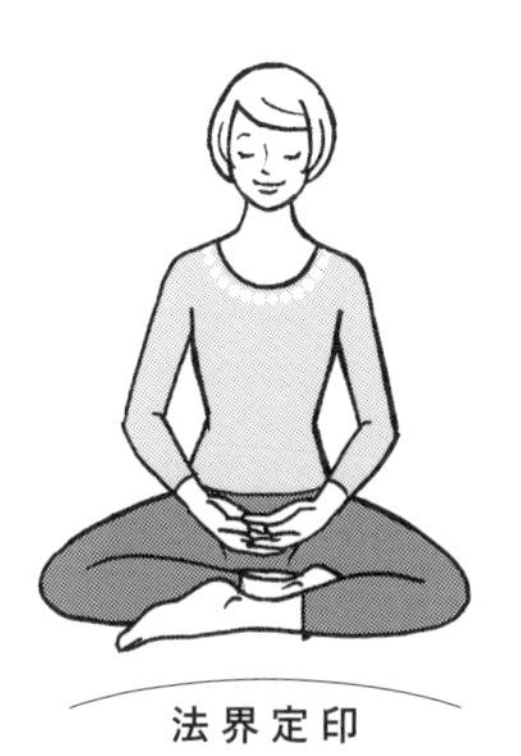

法界定印

組んだ足の上に右の手のひらを上にして乗せます。左手も同じように手のひらを上に向けて右手に重ねます。両手の親指を合わせます。

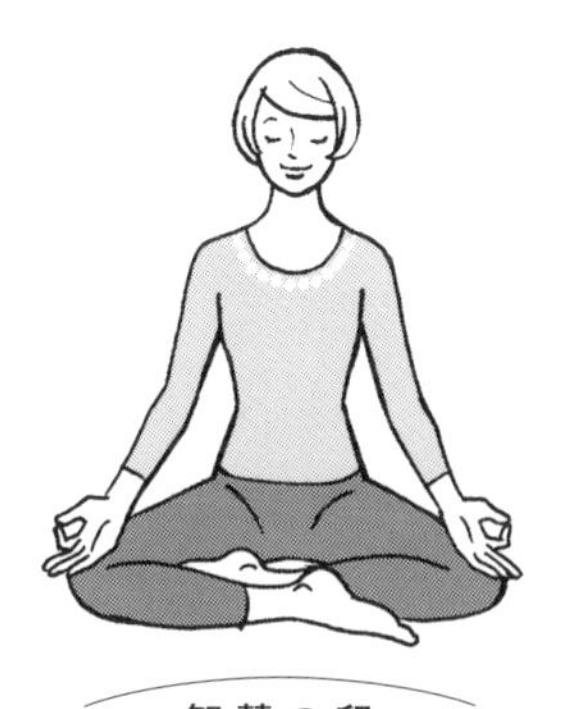

智慧の印

「印（いん）」は、瞑想が深まりやすいとされている手の形のことです（必ずしも「印」にする必要はありません）。親指と人差し指をつけて、他の三本指は自然に伸ばした状態の「印」を結びます。

マインドフルネス瞑想のポイント

顔の力を抜きます。口は、歯をかみしめず、わずかに開くようにします。喉の奥もゆるめます。伝統的なテクニックで、舌を口蓋につけるというものもあります。

目は、軽く閉じるか、半眼で一点を見つめます。目を開ける場合、どこか小さな点を凝視すると集中が深まります。凝視といっても、見つめようとするよりも、見えるものは見えるままにしておくイメージです。

首、肩、上半身のよぶんな力を抜きます。

丹田を充実させます。下腹の腹圧を感じながら、背骨を気持ちよく伸ばします。

骨盤を安定させます。左右の座骨に体重を均等に乗せます。「上虚下実」を意識しましょう。

手は楽な位置に。太ももの上、ひざの上など、いろいろ試して自分の一番落ち着く位置を探りましょう。

瞑想では、特に指示がない場合、呼吸は鼻から吸って鼻から吐きます。呼吸の量や湿度も調整されるので、質においても口呼吸よりも適しています(体の緊張をゆるめたいときは、口からゆっくりため息のように吐くと力が抜けてリラックスします)。口から吸うと喉の粘膜が乾燥し、免疫機能が低下するおそれがあります。

服装は、体を締め付けないものがいいです。特におなかや首がきつくならず、呼吸を楽にできるものがいいでしょう。

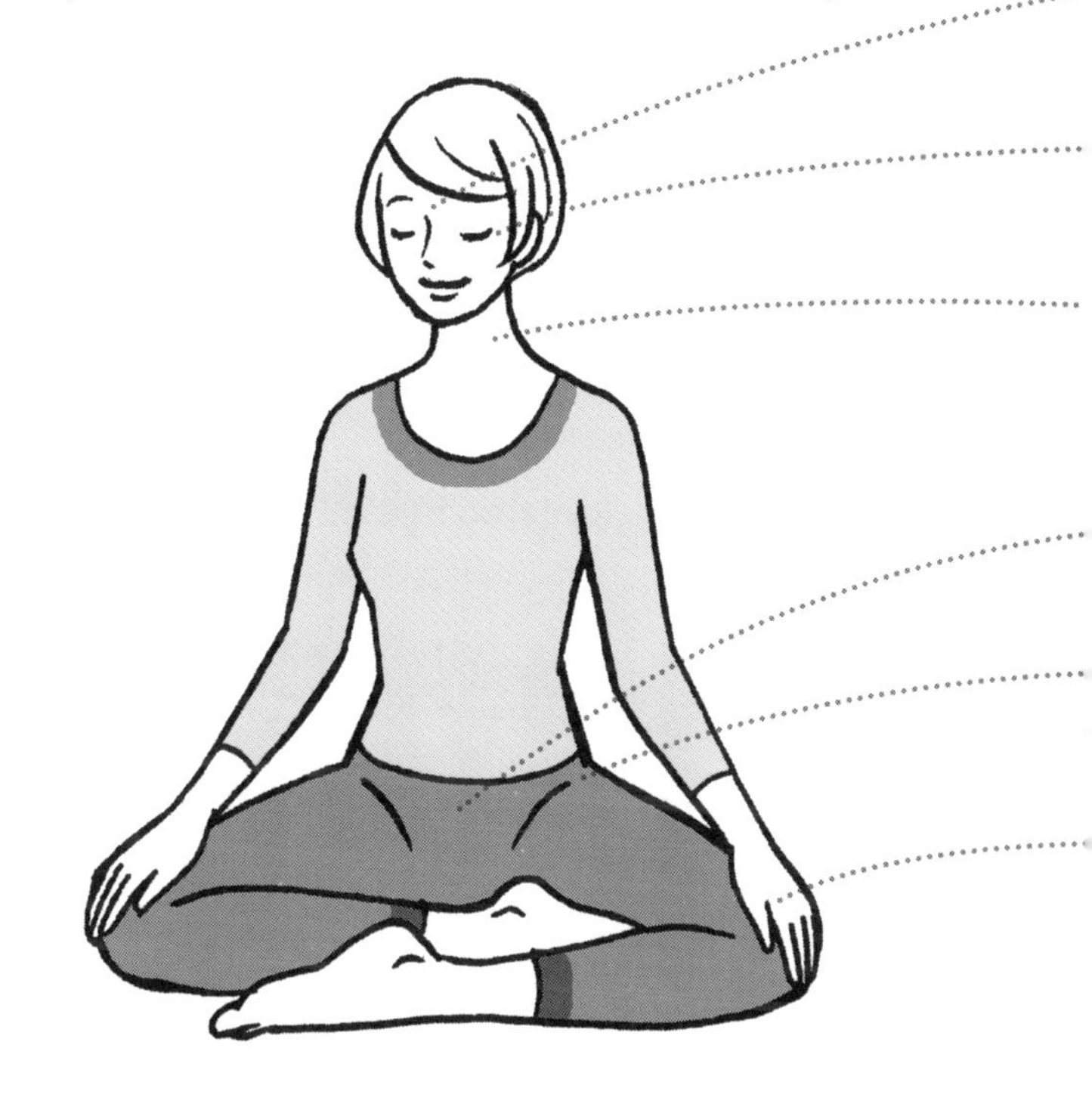

瞑想する時間帯は、いつでもかまいません。
朝、仕事や家事の合間、夕食の前、お風呂の後、寝る前など、それぞれの感覚の違いを味わってみて下さい。
「座る瞑想」で、静かに行う瞑想の感覚がつかめたら、「歩く瞑想」など「動く瞑想」を生活の中に取り入れていきましょう。

怒りがその場で消える7つの瞑想

瞑想の基本がわかったところで、改めて瞑想をやってみましょう。

この本では、次の7種類の瞑想を紹介します。いずれも怒りをリセットするのに役立つ瞑想です。

音声を用意しましたので（17ページをご参照ください）、聴きながら行ってください。

①感情を観る瞑想（自己受容）（約2分40秒）
②歩く瞑想（約5分）
③感謝の瞑想（約3分）
④姿勢と呼吸を調える瞑想（約5分40秒）
⑤マインドフルネス瞑想（約10分30秒）
⑥慈悲の瞑想（約4分10秒）

⑦嫌いな人を許す瞑想（約3分）

とくに気づく力を高めたい方は、④「姿勢と呼吸を調える瞑想」と、⑤「マインドフルネス瞑想」を毎日実践してください。スマホやオーディプレイヤーにいれておけば、自宅や、仕事の前や合間、電車の中などでも行えます。

ほかの5つの瞑想は、いずれも短時間で、さらに気軽にできる瞑想です。職場でカチンときたときにこっそりトイレで行ったり、会議前や人との待ち合わせ前などのすき間時間にもおすすめです。

慣れたら誘導なしで行っていただいてもかまいません。

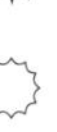

マインドフルネス瞑想は短い時間でもできる

①感情を観る瞑想（自己受容）track1（約2分40秒）

感情的になったときに、波立つ感情を鎮（しず）める瞑想です。

怒りという感情もそうですが、心をかき乱されたときに大切なのは、まずはありのまま受け容れることです。


「今、何を感じていますか？」

「体のどのあたりにどんな感覚や感情がありますか？」

「それはどのくらいの強さですか？」


今、この瞬間に自分の内側で起きていることに意識を向け、感情や感覚に対して「気づいたよ」と声をかけるだけでも、その感情、感覚に巻き込まれにくくなります。

そのときに大切なのは、評価や判断を入れず、ただ理解すること。

もしも抵抗したりジャッジしたりしていたら、
「それでいいんだよ」「そこにいていいよ」「大丈夫」
などと伝えて受け入れましょう。先ほども書きましたが、怒りの場合は一次感情を受容
することを意識していきましょう。

自分自身が感じていることを否定せず、無理に肯定もせず、内側で起きていることをた
だ理解し、じーっと味わうと、感情は消化されていきます。

「今、何を感じている?」
↓「気づいたよ」
↓「それでいいんだよ」

ふだんから、この3つのステップを実践するだけでも、心と体が落ち着くことを実感で
きると思います。

あるがままの感情を受容し、リセットしたいときに

②歩く瞑想　track2（約5分）

「マインドフルネスの基本は、呼吸に意識を向けること」と紹介しましたが、「今、ここ」という瞬間、瞬間に意識を向けて、心を込めて行えば、日常生活のすべての動きが気づきのトレーニングになります。

「歩く瞑想」は、その名のとおり、歩きながら行う瞑想です。

歩くときの足の感覚に注意を向けて、右足の裏が地面に触れる感覚を感じたら「右」、左足の裏が地面に触れる感覚を感じたら「左」と心に留めながら歩きます。

このとき、「右」「左」というラベリングが掛け声にならないように、しっかりと感覚を受け取ってから、言葉で確認するようにしましょう。

歩きながら聞こえてきた音、視界に入ってきたもの、浮かんだイメージや考えにも気づき、気づいた時点で、「音」「聞いた」「見た」「イメージ」「雑念」「妄想」などとラベリングしていきます。

そして、落ち着いたら再び「右」「左」という、歩いている足の感覚に注意を引き戻していきます。

ふだんは、歩いている間も、「会社に着いたら、何からやろうか」「さっきの話はどういうことだったんだろう」などと過去や未来のことをあれこれ考え、〝心ここにあらず〟になっていることが多いのではないでしょうか。

イライラしたり、考えすぎたときは、体の感覚に意識を向けてみましょう。妄想がストップすると心が落ち着いてきます。

自宅から職場への行き帰りもオススメです。

「右」「左」という足の裏の感覚に意識を向け、「今、ここ」に心をつなぎ、一歩一歩しっかりと味わいながら歩きましょう。

ちょっとした移動の時間も「瞑想の時間」にできる

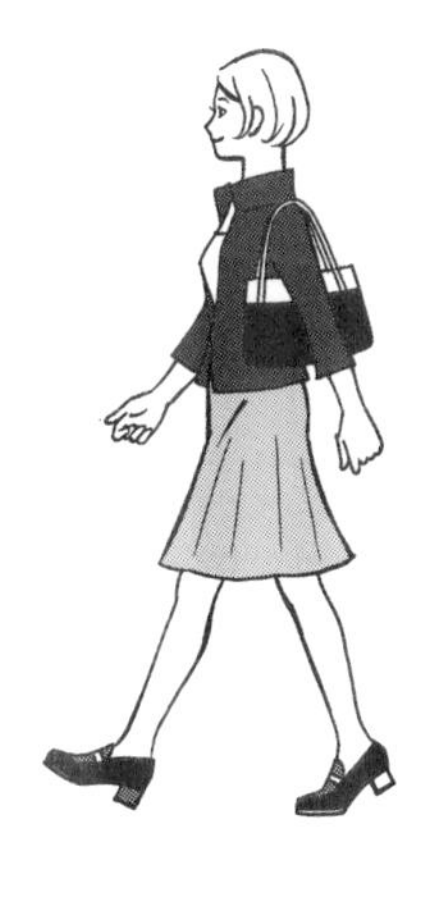

③感謝の瞑想　track3（約3分）

家族や友人、お世話になった人など、感謝したい人をイメージして、心の中で「ありがとう」と伝えていきます。

感謝をする対象は、出来事や状況でもかまいません。今の状況、すでに手にしているもの、自分が行ったこと、人にしてもらったこと、誰かがいてくれること、存在そのものなど、さまざまなレベルで感謝するのもいいでしょう。

特定の人や出来事が思いつかないときには、ただ「ありがとう」と唱え続けます。

感謝することで、「私はすでに幸せである」という事実、「自分がどれだけ恵まれているか」という事実に気づくことができます。

私たちの心は「ない」ものに目がいきやすく、すでに「ある」ものは当たり前に感じがちです。

「ない」ことが前提になると、苦しくなります。

理想の自分、他人と比べて、できないところや「ないもの」ばかりが目につき、今が苦しくなってきます。でも、すでに「ある」ものに目を向けると、当たり前の中にたくさんの幸せが隠れていて、今まで当たり前と思っていたいろいろなものが決して当たり前ではなく、ありがたい存在であることに気づきます。

当たり前の中で埋もれがちな小さな幸せ、豊かさ、愛に気づいている状態が、感謝です。

感謝の瞑想を習慣化すると〝感謝筋(きん)〟が鍛えられます。そうすると、すでに「ある」ものに意識が向かいやすくなり、その心の波長が、感謝すべきことや感謝すべき状況を引き寄せます。

感謝とは、今すでにある幸せに気づいていること

④姿勢と呼吸を調える瞑想　track4（約5分40秒）

姿勢を調え、次に呼吸を調え、心を安定させていきます。

姿勢を調えるポイントは、骨盤を下向きに安定させ、腰に軽さをつくり、背骨をまっすぐに伸ばしていくことでしたね。

背骨が伸びると、内臓や神経につまりがなくなり、胸は前後左右に広がって呼吸がしやすくなります。

さらに、首や肩、頭、眉間の余分な力を抜いていきましょう。

頭の中がとても静かな状態になり、瞑想が深まりやすくなります。

呼吸は、基本的に鼻で行います。特に指示がない場合は、鼻から吸って鼻から吐くようにします。

呼吸は浅くても深くても大丈夫です。

正しくやろう、誘導の通りにやろうと頑張りすぎると、かえって緊張を生み、不自然な呼吸になります。

まずは、自分が気持ちいいと感じる呼吸を大切にしてください。

姿勢と呼吸を調え、瞑想に適した状態をつくる

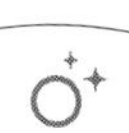

⑤マインドフルネス瞑想　track5（約10分30秒）

瞬間、瞬間に、自分の内側と外側で起こっていることに気づき、評価や判断をいれず、あるがままを観察していきます。


この瞑想で大切なのは「何もしないこと」です。

考えることも、呼吸を深めようとすることも、リラックスしようとすることもやめて、頭と体のスイッチをＯＦＦにします。

思い通りにコントロールしようとする「doing モード」から、ただ存在する「being モード」に切り替えていきましょう。


「今、ここ」に存在している体の感覚。

一つひとつの呼吸の感覚。

聞こえてくる音。
湧いてくる思いや思考。
これらをおおらかに見守り、現実をありのままに観察していきます。

この「マインドフルネス瞑想」のみを行ってももちろんいいのですが、前項で紹介した「④姿勢と呼吸を調える瞑想」から続けて行うと、より入りやすいかもしれません。

マインドフルネス瞑想が終わったら、背伸びをしたり仰向けになって余韻を味わったりしてから、ゆっくりと覚醒していきましょう。

「何もしない」瞑想で「気づき」と「受容」の心を養う

⑥慈悲の瞑想　track6（約4分10秒）

瞑想を習慣にし、自分の内側で起こっている感情や感覚をありのままに受け容れる〝受容的に見つめる自分〟が育ってくると、他人に対してもありのままに受け容れられる器が育ってきます。

なかでも思いやりの心を育むのが、「慈悲の瞑想」です。慈悲の瞑想では、自分も含めた「生きとし生けるもの」すべてに対して、次のように祈ります。

幸せでありますように
悩み苦しみがなくなりますように
夢や願いが叶えられますように

ところで、「世界で最も幸せな人」と称されるマチウ・リカールさんという男性をご存知でしょうか。チベット仏教の僧侶です。

最近の脳科学の研究から、幸せを感じるときに脳内のどの部分が活性化するかということがわかってきています。そして、ある研究で、科学者たちがいろいろな人の脳波を測ったところ、幸せを感じているときに活性化する部分が他の人とは比べ物にならないほど活性化していたのが、リカールさんでした。

彼が脳波を測定されるときに何を考えていたのかと言えば、慈悲の瞑想をしていたのです。つまり、思いやりを感じたときに、リカールさんの脳は世界でいちばんの幸せを感じていたのです。

本気で周りの人の幸せを願うと、自分自身が幸せを感じます。

また、思いやりの心を育む(はぐく)と瞑想が深まりやすくなり、瞑想が深まると思いやりの心、共感力が高まります。

人は思いやりを感じたときに最も幸せになる

⑦嫌いな人を許す瞑想 track7（約3分）

これも「慈悲の瞑想」の一つで、「嫌いな人」と「自分のことを嫌っている人」の幸せを祈るというものです。

ただし、抵抗のある方は無理に行う必要はありません。「すべての人を許すべきである」とは私も思っていません。

これまでお伝えした通り、怒りは二次感情で、怒りの裏には傷つきがあります。心の傷が癒えるまで、かなりの時間がかかることもあるかもしれません。

相手を許せないときには、無理に許そうとするのではなく、許せない自分をそのまま認めてあげてください。ただ最初にお伝えした通り、怒りは自分を傷つけます。

「自分は正しい、相手は間違っている」と思っていると、心の中の戦いが終わることがありません。自分の心が安らぎません。

だから人を「許す」のは相手のためではなく自分のため。怒りによって自分に制限をかけてしまうエネルギーブロック(囚われ)を解除するためです。自分の心が自由になるためです。

許したいと思うときに、「私の嫌いな人たちも幸せでありますように」「私を嫌っている人たちも幸せでありますように」と、心の中で唱えてください。

相手の言ったこと、やったこと(doing)を肯定する必要はありません。そうせざるをえなかった、相手の気持ちや欲求(being)に意識を向けると、相手に共感することができるかもしれません。

「相手も一人の人間として幸せになりたいと願っている」「その人にも大切な家族があって、夢があって、悩みがある」「私と同じだな」そんな風に思えると、自分の中のその人の印象が変わり、相手に対する感情も緩んでいくのを感じられるでしょう。

ただしタイミングもあると思いますので、決して無理のない範囲で行ってください。

相手に対する印象を緩め、自分の心の平穏を取り戻す

瞑想のキモは習慣化

マインドフルネス瞑想は続けることが大事です。筋トレと同じで、毎日短い時間でも続けることで脳の構造が変わります。最初は「毎日やるぞ！」と思っても、退屈に感じてしまったり、いつの間にかやらなくなったりするかもしれません。

では、マインドフルネス瞑想を習慣にするにはどうしたらいいのでしょうか。

私は、「ルールを決める、そしてルールを守る」の二つに尽きると思います。

たとえば、朝起きてトイレに行って顔を洗って水を一杯飲んだら、必ずマインドフルネス瞑想の音声を聴きながら実践する。

夜寝る前に、必ずマインドフルネス瞑想を行ってから寝室に行く。

あるいは、仕事を始める前に毎日1分間だけ、トイレで瞑想をする。

いつでもどこでもいいので、「毎日、このタイミングでやろう！」と、ルールを決めることをおすすめします。そして、そのルールを必ず守ること。

ですから、毎日続けられるルールにしましょう。たとえば、「毎朝30分しよう」と思うとハードルが高いので、10分でも5分でも、1分でもかまいません。自分でルール（戒）を決めて、守ることで、生活にリズムと秩序ができて、心と体が安定します。

また、毎日の習慣にするには、「ルールが守れなかったときのルール」も大事です。たとえば、

「朝できなかったら、夜1分間しよう」

「その日にできなかったら、翌日に2倍の時間やろう」

など。そうすると、一度忘れるとそのままずるずる遠ざかってしまう……ということを防ぐことができます。

最初の1カ月さえ乗り越えられれば、すっかり習慣化できるはずです。はじめのうちは、あまりにシンプルで地味な実践だけに「意味があるのかな？」と疑問に思うこともあるかもしれませんが、続けるうちにだんだんと効果を感じられるはずです。

まずは1カ月続けよう

「マイルール」をつくる

タイやスリランカのお寺には、24時間マインドフルネスな状態を保っているお坊さんもいます。ほうきで掃くときの音、皿を洗うときの手触りなど、すべてを「気づきの練習」に使っているのです。

でも、一般社会で暮らす私たちはそこまでできません。（逆に1日に何時間も瞑想していたら仕事に支障が出ると思います）。

最初は毎日15分、難しければ3分からでもかまいません。自分の決めた時間帯に瞑想を行い、そのほかのすき間時間に「今ここ」の感覚を意識する練習を行うことをおすすめします。

体を鍛えるときにも、「ジムに行く」「30分走る」というようにトレーニング専用の時間を取るほか、駅まで歩く、階段を使う、買い物袋を両手に持つなど、日常生活の中でついでに鍛えることもあると思います。それと同じです。

「今ここ」という感覚に意識を集中して、それたらまた戻すというのがマインドフルネスですから、「階段をマインドフルに昇降する」、「マインドフルに食べる」、「マインドフルに歩く」など、日常のなにげない時間でも練習することができます。

ある研究では、清掃の仕事をしている女性たちに消費カロリーを見せたら、同じように清掃をしていてもカロリー消費量が増えたそうです。マインドフルネスでも、「自分は今マインドフルネスを意識している」と思うだけで効果が高まると思います。

たとえば、リストバンドやヘアゴムを、マインドフルネス練習中の「印」として身につけるのもいいでしょう。

タイのプラム・ヴィレッジという場所では15分ごとに鐘が鳴り、そのたびに全員が動作を止め、考え事もやめ、鐘の音に集中するそうです。それにならい、電話が鳴ったら手を止めてマインドフルに耳を澄ませる、扉を開けるときには一呼吸置いてマインドフルに開けるなど、「マイルール」を決めると楽しく続けやすいと思います。

マイルールをつくって続ける工夫をしよう

瞑想を続ければ、嫌悪の反応が減る

最近、「怒り」を感じたのはどんな出来事ですか？

そのときどう対処しましたか？

マインドフルネスは、五感の感覚を「嫌悪」で反応しないようにする練習でもあります。

通常、痒(かゆ)みを感じたら、掻(か)きますよね。足が痛くなったら動かします。

でもマインドフルネス瞑想では、それらをなるべくしないようにします。痒みを感じて何も考えずに掻いたり、無意識に足を動かすのはマインドレスネスな状態、反応的な状態です。

ではどうするかと言えば、すべてを意識的に行います。

「痒い」という感覚に気づき、その感覚を感じ、「掻きたい」という衝動が生じていることを観察する。そうやってしばらく観察していると、「痒い」という感覚も「掻きたい」

という衝動も収まって、心が落ち着いてきます。

あるいは、もしも「どうしても掻きたい」というときには反応的に掻くのではなく、ゆっくりとマインドフルに観察しながら掻きます。

そして掻いた後の感覚を観察します。

そうやって見守っていくと、だんだん痒みや痛みが落ち着いていくことに気づくでしょう。そうやって、すべてマインドフルネスの練習に切り替えるのです。


こうした練習を重ねていると、日常生活においても「不快な刺激」と「反応」の間に「スペース」ができてきます。

つまり「刺激」と「嫌悪の反応」を分けることができるようになるのです。

例えば、次に、人ごみで不快な音を聞いたり、足を踏まれたとき、その感覚だけを受信してください。

「嫌だ！」

「よくも私を踏んだな！」

という思考や物語を切り離し、ただその感覚だけを観察するのです。

するとその緊張やストレス（苦）が緩み、ただ感覚が流れて消えていくことがわかります。

このように「反応する側」から、「内側に意識を向けて観察する側」に回っていくと、感情の波に巻き込まれにくくなります。

体の声に耳を澄まし、その感覚に抵抗せず、ダメ出しもせず、ありのまま受容していくことで、体と心の深い部分が緩んでいきます。

「刺激」と「反応」の間にスペースができる

瞑想を続ければ、脳が変わる

刺激と反応の間にスペースができるというのは、実は脳の変化からもうかがえます。

マインドフルネス瞑想を実践することで脳の機能や構造が変わることが、続々と発表される研究結果から明らかになってきています。

瞑想を続けることで変化することが報告されている一つが、脳の「島（とう）」と「背内側前頭前野（はいないそくぜんとうぜんや）」という部分。「島」はすべての身体感覚をまとめあげ、情動調節の中枢である扁桃体（へんとうたい）に信号を送っている部分で、「背内側前頭前野」は、自分や他人の思考や感情の動きを対象化して理解する能力にかかわっている部分です。

瞑想を長年続けている人は、この二つの領域の厚みが増していました。瞑想を続けることで、〝自分や他人の思考や感情の動きに気づきやすい脳〟に変わっていくのです。

また、マインドフルネス瞑想によって、学習や記憶、思いやり、感情のコントロールなどにかかわる「海馬」の体積が増え、不安や恐怖といったストレスに反応する扁桃体が縮小したという報告もあります。扁桃体が活発になると、ストレスホルモン（コルチゾール）やアドレナリンが分泌され、脳の思考活動が抑制され、理性的な思考が働かなくなります。

つまり、コントロールできない激しい怒りの衝動は、扁桃体が活性化した緊急状態と言えます。（これをグーグルでは、「扁桃体にハイジャックされた」と表現しています）

ハーバード大学のサラ・ラザー准教授によると、1日45分間のマインドフルネス瞑想を8週間行った人は、「海馬」の灰白質がおよそ5％大きくなり、扁桃体は5％ほど縮小していたそうです。海馬はストレスを受けると損傷すると言われています。

研究で海馬と扁桃体に変化が現れたのは、周りの環境が変わったわけではありません。脳そのものが、不安や恐怖を感じにくい脳に変わったのです。ハーバード大学の研究は8週間のプログラムでしたが、「どのくらいの期間で脳に変化が現れるか」は研究によってさまざまです。ただ、少なくとも2、3カ月続ければ、脳は確実に変わると思います。

瞑想を習慣にすれば、ストレスに反応しにくい脳になる

人生のハンドルをしっかり握れるようになる

最後に、アメリカの精神科医ウィリアム・グラッサー博士が提唱する「選択理論」という考え方を紹介します。

選択理論では、私たちがとる行動を4つの要素に分けて説明します。4つとは、「行為」「思考」「感情」「生理的反応」です。例えばイライラして怒っているとき、

1 「モノを投げて壊す」という「行為」
2 「ふざけるな」という「思考」
3 「怒り」や「緊張感」、「恐れ」という「感情」
4 「心臓の鼓動が速くなる」、「呼吸が浅くなる」という「生理的反応」

が同時に生まれます。

さらに選択理論では、コントロールしたほうがいいものを、「行為」と「思考」、コントロールしないほうがいいものを、「感情」と「生理的反応」に分類します。

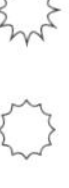

「思考」や「行為」は意識すれば変えることができますよね。たしかに、違うことを考えたり、深呼吸をするのは簡単です。一方で、「感情」や「生理反応」を変えようと思っても難しいです。感じていないフリはできますが、「怒り」の感情を瞬時に消すことはできません。無理に消そうとしても、抑圧されるだけです。

では、感情はコントロールできないのでしょうか？

比較的コントロールしやすい「思考」や「行為」を変えていくと、コントロールしにくい「感情」や「生理的反応」を変えることができるのです。思いやりや感謝を感じるようなことを考えたり、深呼吸したり、運動をしたりすれば、気分も変わっていきます。

これは車に例えることができます。車は、〝前輪〟を動かすことで、進行方向を変えます。直接〝後輪〟だけ動かすことはできませんが、〝前輪〟を変えると〝後輪〟はそれについてきます。心も同じです。私たちの思考と行為は〝前輪〟、私たちの感情と生理反応は〝後輪〟です。車の〝前輪〟のように「思考」や「行為」を意識して変えていけば、その結果として、〝後輪〟である「感情」や「生理反応」もついてくるのです。

私たちが変えるのは、〝前輪〟である「思考」や「行為」です。〝後輪〟である「感情」や「生理反応」は無理に変えようとせずに受容していったほうがいいのです。

怒りに気づいたら、
「今、何を感じている？」
「今、何を考えている？」
と、内側で起こっていることをマインドフルに観察してみてください（それだけでもかなり落ち着いてくると思います）。そして、一旦現状を認め、その反応が自分の理想や価値観にふさわしくないと思ったら、「思考」と「行動」を変えていきましょう。
「この意味は何か？」（思考）
「この状況をどう捉えたらいいのか？」（思考）
「今、できることは何か？」（行動）
「気分を変えるために何をしたらいいか？」（行動）
と問いかけて、無意識の「思考」と「行動」を意識的に再選択するのです。このように思考と行動を意識的に選択するようにしていくことで、感情に振り回されることが減り、人生のハンドルを自分でしっかりと握ることができるようになります。
ただし、思考と行動を選択するには、まず「気づく」必要があります。主体的に生きるにも自覚（セルフアウェアネス）が必要なのです。

そのためのメンタルトレーニングがマインドフルネス瞑想です。マインドフルネス瞑想では、自分の無意識の思考や感覚、感情を意識化していきます。思考は手放し、感情や生理反応は受容する練習です。

このような心の使い方を練習することで、過去から条件付けされた思考や反応パターンではなく、より自分の価値観に合った考え方や行動を選択できるようになります。

自分の中で「こういう風な自分になりたい」という理想があるとすれば、それにふさわしい考え方や行動を選択していけばいいのです。

1日に数分でも、思考に気づいて手放し、感覚、感情はありのまま受容する練習をすると、そのような内側を観察する習慣が、日常生活にも広がっていきます。

マインドフルネスは、怒りとうまく付き合えるようにしてくれるのはもちろんのこと、自分の人生を主体的に生きられるように手助けしてくれます。私自身の経験からも、怒りとの付き合い方においても、人生においても、とても役に立つものと確信しています。

気づきこそ、人生を主体的に生きられるようになるカギ

おわりに

私が瞑想を始めた最初のきっかけは、一冊の瞑想CDブックとの出会いでした。あなたと同じように、本を買い、その付録の瞑想誘導を何百回もやって、瞑想の素晴らしさを知りました。それから、世に出回っている瞑想本を読みあさり、瞑想誘導を研究して、毎日実践していました。自分の苦しみをなんとかしたくて始めた瞑想ですが、今では、それをお伝えすることが大切な仕事になっています。

何度も何度も湧いてくる怒り、自分自身を責めてしまう思考の癖——マインドフルネスの実践によって、そうした自分を苦しめている思考に気づき、手放すことができるようになりました。もちろん、仕事が忙しかったり体調が悪くて余裕がないときには怒ることもありますが、以前みたいに、ずっと怒り続けることはなくなりました。

そもそも、怒りという感情自体は、それほど長い時間続くものではなく、自分で怒りの感情に餌(えさ)を与えて育てていたのだということに気がついたのです。

おかげさまで、仕事、夫婦関係、子育てなど、身近な他者との関係において計り知れない恩恵を得ています。そんな自分自身の経験から、本書ではマインドフルネスの実践をベースに、怒りを手放しやくする考え方をご紹介しました。

マインドフルネスは実践が大切です。実践することで、イライラしにくい脳の構造に変わっていきます。ですので、本を読んで終わりではなく、ぜひ、瞑想誘導の音声をダウンロードして、毎日の生活の中で実践していただきたいと思います。


今回の瞑想音楽は、「怒り」をテーマに、クリスタルボウル演奏家の石塚麻実さんとピアニストの高橋全さんに作曲を、穏やかな声の持ち主であるヨガ講師でありナレーターの児玉美保さんにナレーションをしていただきました。おかげさまで、聴くだけで心が落ち着く音声になりました。ありがとうございました。


最後に、ここまで読んでくださったあなたへ。

ありがとうございます。いつかどこかで直接お会いできる日を、楽しみにしています。

この本を手にするすべての人が、悩み、苦しみ、しつこい怒りから解放されますように。

そんな祈りをこめて。

吉田昌生

著者紹介

吉田昌生（よしだ まさお）

ヨガ・瞑想講師。YOGA BEING真鶴代表。日本ヨーガ瞑想協会 綿本ヨーガスタジオ講師。

20代前半で精神的な不調和を経験したのをきっかけに、理想的な心と身体のあり方を瞑想、ヨガ、心理学、脳科学などを通して研究する。インドをはじめ35カ国以上を巡り、様々な文化に触れながら各地の瞑想やヨガを実践する。

現在、神奈川、東京を中心に、ワークショップやセミナー、瞑想・ヨガクラスを指導。ヴィンヤサヨガ、ラージャヨガ、ハタヨガ、陰ヨガなど、アクティブなタイプのYOGAから静かな動きの少ないYOGAまで、すべての姿勢、動作、呼吸を瞑想として捉えた「マインドフルネス」をベースにしたヨガクラスを指導している。

著書に『1日10分で自分を浄化する方法 マインドフルネス瞑想入門』『外資系エリートが実践する100%集中できてストレスをためない脳の鍛え方』（ともにWAVE出版）、『1分間瞑想法』（フォレスト出版）などがある。

http://www.masaoyoshida.com/

マインドフルネス 怒り(いか)が消(き)える瞑想法(めいそうほう)

2017年2月5日 第1刷

著 者 吉田昌生(よしだまさお)

発行者 小澤源太郎

責任編集 株式会社 プライム涌光
電話 編集部 03(3203)2850

発行所 株式会社 青春出版社
東京都新宿区若松町12番1号 〒162-0056
振替番号 00190-7-98602
電話 営業部 03(3207)1916

印 刷 中央精版印刷　　製 本 大口製本

万一、落丁、乱丁がありました節は、お取りかえします。

ISBN978-4-413-23031-5